そうだったのか！
絶対読める
CAG

シェーマでわかる冠動脈造影の読み方

中川義久, 林 秀隆／著

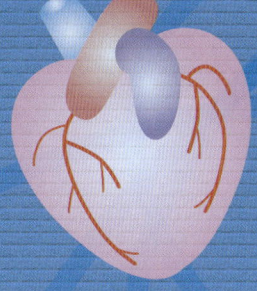

羊土社
YODOSHA

謹告

　本書に記載されている診断法・治療法に関しては，発行時点における最新の情報に基づき，正確を期するよう，著者ならびに出版社はそれぞれ最善の努力を払っております．しかし，医学，医療の進歩により，記載された内容が正確かつ完全ではなくなる場合もございます．

　したがって，実際の診断法・治療法で，熟知していない，あるいは汎用されていない新薬をはじめとする医薬品の使用，検査の実施および判読にあたっては，まず医薬品添付文書や機器および試薬の説明書で確認され，また診療技術に関しては十分考慮されたうえで，常に細心の注意を払われるようお願いいたします．

　本書記載の診断法・治療法・医薬品・検査法・疾患への適応などが，その後の医学研究ならびに医療の進歩により本書発行後に変更された場合，その診断法・治療法・医薬品・検査法・疾患への適応などによる不測の事故に対して，著者ならびに出版社はその責を負いかねますのでご了承ください．

序

　循環器領域において虚血性心疾患の占める割合は増加しています．虚血性心疾患は，冠動脈疾患とも呼ばれます．冠動脈を正確に評価することは診断に直結するため，冠動脈造影法（CAG）は，冠動脈疾患の標準的な診断法でありゴールデンスタンダードとされます．しかし，その読影は容易ではありません．初期研修医を含む循環器初学者や新たに心カテ室勤務となったコメディカルスタッフにも読影に悩むものは多いと推察します．何より，この著者である自分自身が研修医時代に全く読影できず悩んでいたことを覚えています．冠動脈造影検査は診断だけでなくPCIという治療法と表裏一体の関係にあり，将来PCI施行医を目指す多くの若手医師は，その基本である心臓カテーテル法や冠動脈造影法を修得したいと希望します．しかし，その技術を身につける前提として，冠動脈造影の所見を正しく読影する力を確実に身につけることが重要となります．つまり，**冠動脈造影の所見を正しく読影する能力のない者は，PCIを施行する資格がない**と言っても過言ではありません．しかし，冠動脈造影所見の読影法についての初学者向けの，理解しやすく実践的な書籍はこれまでありませんでした．

　そこで，冠動脈造影画像を正しく読影できるようになりたいと願う読者のために本書を企画しました．画像診断法が進化した現在では，冠動脈造影と並ぶほどに冠動脈CT検査法も普及しています．本書では，このCT画像と対比しながら読影する方法について詳しく説明しています．冠動脈造影所見とCT画像を供覧することによって，冠動脈造影所見が三次元化して飛び出すようにイメージすることができるように配慮しました．この立体視する能力はPCI施行医としてのレベルを高めることにつながります．本書では，冠動脈造影の読影法修得を促進するために，すべての造影写真に詳細なシェーマを添えました．またWebと協調することにより重要な画像は動画を閲覧できるように工夫しました．

　本書は，共著者である放射線技師の林秀隆氏の尽力によって上梓することが可能となりました．彼は若手への教育に熱心で本書の企画から加わり，読者にとって必要な画像データを収集し呈示してくれました．さらに，本書の企画から発刊までを応援してくれた羊土社編集部の鈴木美奈子女史・山村康高氏に感謝します．

　本書によって冠動脈造影を正しく読影することのできる医師が増え，これが一人でも多くの患者を救うことにつながることを希望しています．

2016年2月

天理よろづ相談所病院 循環器内科部長

中川義久

そうだったのか！絶対読めるCAG

シェーマでわかる冠動脈造影の読み方　contents

- 序 ……………………………………………………………………… 3
- 略語一覧 ……………………………………………………………… 10

第1章 ● 冠動脈読影の基本

1 AHA分類 ……………………………………………………… 14
　　1 右冠動脈／2 左冠動脈

2 造影方向別の冠動脈の見え方 ……………………………… 18
　　1 右冠動脈撮影のポイント／2 左冠動脈撮影のポイント

第2章 ● 冠動脈を読影する

1 右冠動脈（RCA）の読影 ………………………… ▶Movie　29
　　1 右冠動脈の走行／2 右冠動脈の評価

2 左冠動脈主幹部（LMT）の読影 ………………… ▶Movie　33
　　1 左冠動脈主幹部造影の難しさ／2 左冠動脈主幹部の造影方向

3 左冠動脈前下行枝（LAD）の読影 ……………… ▶Movie　36

4 左冠動脈回旋枝（LCx）の読影 …………………… ▶Movie　40

5 CABG術後の読影 …………………………………… ▶Movie　43
　　1 撮影のポイント／2 バイパスに用いるグラフトの種類

contents

第3章 ● 冠動脈を立体的に理解する

1 冠動脈の走行を理解するための解剖 ………………………………… 47

2 基本的な造影方向 …………………………………………………… 49
　1 基本となる撮影方向／2 付録を使って撮影方向を理解しよう／
　付録　撮影方向の理解に役立つ立体模型

3 冠動脈CT画像との対比 ……………………………………………… 58
　1 冠動脈の起始部の構造／2 各方向から見た心臓表面の構造

❓ 素朴な疑問 Q&A
● 冠動脈は，どうして冠動脈と名付けられたのですか？ ………… 65

第4章 ● 冠動脈の病変を読影する

1 狭窄度の評価 ………………………………………………………… 66
　1 冠動脈造影検査の記載項目／2 狭窄度の評価の方法

2 定量的冠動脈造影（QCA）……………………………… ▶Movie　 68
　1 定量的冠動脈造影法（QCA）とは／2 QCAソフトによる自動辺縁
　検出／3 QCAで計測される値／4 PCIの成績評価に重要なQCAの
　データ

3 病変形態の評価 ………………………………………… ▶Movie　 72
　1 病変形態の重要性／2 冠動脈病変の形態によるPCIリスクの評価

4 TIMI grade …………………………………………………………… 78
　1 再開通した冠動脈の評価法／2 TIMI gradeによる再開通の評価

5 Blush score …………………………………………… ▶Movie　 82
　1 Blush scoreによる微小循環の評価／2 Blush scoreの活用例

6 分岐部病変の読影（Medina 分類） ▶Movie 86
1 Medina 分類による分岐部病変の分類／2 真の分岐部病変（true bifurcation lesion）

7 側副血行路（Rentrop 分類） ▶Movie 88
1 側副血行路とは／2 側副血行路の Rentrop 分類／3 供給血管による分類／4 経路による分類／5 供給血管および経路による分類のまとめ／6 特殊な側副血行路／7 Jeopardized collateral／8 側副血行路を評価するための注意点

8 冠スパスムの評価 ▶Movie 98
1 冠スパスムの病態／2 冠スパスム誘発負荷試験／3 冠スパスム誘発負荷試験の実際／4 冠スパスムの造影所見とその読み方，解釈

9 冠動脈造影法の限界 101
1 不安定プラークの予測／2 虚血の存在を明らかにする／3 限界を知る

? 素朴な疑問 Q&A
● 側副血行路を見落として指導医から注意を受けました．側副血行路をもつ患者の造影検査にあたっての注意事項を教えてください．
103

第5章 ● 虚血性心疾患の病態と冠動脈

1 急性冠症候群の造影所見 ▶Movie 104
1 動脈硬化とプラーク／2 急性冠症候群とは／3 虚血性心疾患の病態と造影所見

2 ステント再狭窄の造影所見（Mehran 分類） ▶Movie 106
1 ステント再狭窄の4パターン／2 Mehran 分類の有用性

3 薬剤溶出性ステント植込み後の造影所見①
～ステント血栓症の予測因子である PSS ▶Movie 110
1 薬剤溶出性ステント（DES）の開発／2 遅発性ステント血栓症と PSS／3 血管壁の炎症の同定と治療

4 薬剤溶出性ステント植込み後の造影所見②
　　〜stent fracture ………………………………… 113

　　　　1 stent fractureとは／2 stent fractureの造影所見

5 SYNTAXスコア ………………………………………… 114

　　　　1 SYNTAXスコアとは？／2 SYNTAXスコアによるPCIとCABG
　　　　の成績比較／3 SYNTAXスコアの計算例

6 動脈硬化病巣を評価するIVUSとOCT ……………………… 117

　　　　1 IVUSとは？／2 IVUSによる動脈硬化の評価／3 IVUSに基づく治
　　　　療方針の決定／4 OCTによる冠動脈病変の評価

第6章 ● 先天性心疾患と冠動脈

1 単冠動脈症 ………………………………………… ▶Movie　121

　　　　1 疾患の概要／2 CAG読影ポイント

2 冠動脈肺動脈瘻 …………………………………… ▶Movie　123

　　　　1 疾患の概要／2 CAG読影ポイント

3 冠動脈起始異常 …………………………………… ▶Movie　125

　　　　1 疾患の概要／2 CAG読影ポイント

4 Bland-White-Garland症候群 ……………………… ▶Movie　129

　　　　1 疾患の概要／2 CAG読影ポイント

5 右胸心 ………………………………………………………… 131

　　　　1 疾患の概要／2 読影・治療のポイント

第7章 ● 左心機能を評価する

1 左心室造影（LVG） ………………………………………… 132

　　　　1 左心室造影の方向／2 左心室壁運動の評価／3 左心室容量の算
　　　　出／4 左心室造影から得られる指標

2 大動脈瘤・大動脈解離 ・・・・・・・・・・・・・・・・・・・・・・・・・・・・・ ▶Movie　138
　　　　　1 大動脈造影の方向

3 大動脈弁疾患 ・・ ▶Movie　142
　　　　　1 大動脈弁狭窄症／2 大動脈弁閉鎖不全症

4 僧帽弁疾患 ・・ ▶Movie　146
　　　　　1 僧帽弁狭窄症／2 僧帽弁閉鎖不全症／3 僧帽弁逆流

5 心筋疾患（サルコイドーシス，アミロイドーシス）▶Movie　149
　　　　　1 心臓サルコイドーシス／2 心臓アミロイドーシス

● 索引 ・・・ 152

One-point Advice

- 手術記録を参考にして造影や読影をすること ・・・・・・・・・・・・・・・・・・・・・・・ 43
- 冠動脈を立体的に理解しよう！ ・・・・・・・・・・・・・・・・・・・・・・・・・・・・・・・・・・ 47
- なぜ多方向から撮影するのか？ ・・・・・・・・・・・・・・・・・・・・・・・・・・・・・・・・・・ 48
- スペルにご注意！ ・・ 85
- 心カテ時の負荷検査を積極的に行いましょう ・・・・・・・・・・・・・・・・・・・・・ 146

動画視聴ページのご案内

動画について

- ▶Movie マークのある稿では，本文の図に対応した造影像や3D-CTの動画を視聴することができます．

第2章　冠動脈を読影する

1　右冠動脈（RCA）の読影 ▶Movie

１　右冠動脈の走行（第1章-1図1参照）

- 右冠動脈は Valsalva 洞の1つである右冠動脈洞から始まり，右冠動脈口は左冠動脈口より低位置にあります．右冠動脈は右房と肺動脈の間を通り，右房室間溝に入ります．この間に円錐枝および洞結節枝を分岐します．
- 右冠動脈本幹は房室間溝を通り鋭縁部に達します．この間に通常2～3本の右室枝を分岐します．

- 弊社ホームページの**本書特典ページ**から動画をご覧いただけます（本書特典ページへのアクセス方法は以下をご参照ください）．

1 羊土社ホームページ にアクセス（下記URL入力または「羊土社」で検索）

http://www.yodosha.co.jp/

2 ［羊土社 書籍・雑誌　特典・付録］ページに移動
羊土社ホームページのトップページに入り口がございます

3 コード入力欄に下記コードをご入力ください

コード：**guv** - **suoj** - **imso**　※すべて半角アルファベット小文字

4 本書特典ページへのリンクが表示されます
※ 羊土社HP会員にご登録いただきますと，2回目以降のご利用の際はコード入力は不要です
※ 羊土社HP会員の詳細につきましては，羊土社HPをご覧ください

略語一覧

AC	atrial circumflex branch	心房回旋枝
ACC	American College of Cardiology	アメリカ心臓病学会
ACS	acute coronary sydrome	急性冠症候群
AHA	American Heart Association	アメリカ心臓病協会
AM	acute marginal branch	鋭角枝
AP	anterior-posterior	前後
AR	aortic regurgitation	大動脈弁閉鎖不全症
AS	aortic stenosis	大動脈弁狭窄症
AV	atrioventricular node artery	房室結節枝
C.I.	cardiac index	心係数
C.O.	cardiac output	心拍出量
CABG	coronary artery bypass grafting	冠動脈バイパス手術
CB	conus branch	円錐枝
DAPT	dual antiplatelet therapy	抗血小板薬2剤併用療法
DES	drug eluting stent	薬剤溶出性ステント
Dg	diagonal branch	対角枝
EF	ejection fraction	駆出率
FFR	fractional flow reserve	血流予備量比
GEA	gastroepiploic artery	胃大網動脈
HL	high lateral branch	高位側壁枝
IMT	intima media thickness	内膜中膜複合体厚
IVUS	intravascular ultrasound	血管内超音波検査
LAD	left anterior descending artery	左前下行枝
LAO	left anterior oblique	左前斜位
LCA	left coronary artery	左冠動脈
LCx	left circumflex artery	左回旋枝
LITA	left internal thoracic artery	左内胸動脈

LMT	left main trunk	左冠動脈主幹部
LVEDV	left ventricular end-diastolic volume	左室拡張末期容積
LVESV	left ventricular end-systolic volume	左室収縮末期容積
MLD	minimal lumen diameter	最小血管径
OCT	optical coherence tomography	光干渉断層法
OM	obtuse marginal branch	鈍角枝
PCI	percutaneous coronary intervention	経皮的冠動脈インターベンション
PD	posterior descending artery	右後下行枝
PL	posterolateral branch	右後側壁枝
PSS	peri-stent contrast staining	
PTMC	percutaneous transvenous mitral commissurotomy	経皮経静脈的僧帽弁交連切開術
QCA	quantitative coronary arteriography	定量的冠動脈造影法
RA	radial artery	橈骨動脈
RAO	right anterior oblique	右前斜位
RCA	right coronary artery	右冠動脈
RD	reference diameter	対照血管径
RITA	right internal thoracic artery	右内胸動脈
RV	right ventricular branch	右室枝
SN	sinus node artery	洞結節枝
SP	septal perforating branch	中隔枝（中隔穿通枝）
SV	stroke volume	一回心拍出量
SVG	saphenous vein graft	大伏在静脈グラフト
TIMI	thrombolysis in myocardial infarction	

そうだったのか！ 絶対読める CAG

シェーマでわかる冠動脈造影の読み方

第1章	冠動脈造影の基本	14
第2章	冠動脈を読影する	29
第3章	冠動脈を立体的に理解する	47
第4章	冠動脈の病変を読影する	66
第5章	虚血性心疾患の病態と冠動脈	104
第6章	先天性心疾患と冠動脈	121
第7章	左心機能を評価する	132

第1章 冠動脈読影の基本

1 AHA分類

- 冠動脈の命名法はAHA（American Heart Association：アメリカ心臓病協会）分類に従った方法が，世界共通のものとして広く普及しています（表1）．
- AHA分類では冠動脈は解剖学的な形状からSeg.1～15までの番号付けがされています．住所を示す番地のようなものと思えばよいでしょう．Seg.は

表1　AHA分類による冠動脈の名称

部位		Seg.	略語	フルスペル	和文表記
右冠動脈（RCA、図1）		1	RCA proximal	Right Coronary Artery proximal	右冠動脈近位部
		2	RCA mid	Right Coronary Artery middle	右冠動脈中間部
		3	RCA distal	Right Coronary Artery distal	右冠動脈遠位部
		4	4PD	Posterior Descending artery	右後下行枝
			4PL	Posterolateral branch	右後側壁枝
			4AV	AV node artery	房室結節枝
		—	CB	Conus branch	円錐枝
		—	SN	Sinus Node artery	洞結節枝
		—	RV	Right Ventricular branch	右室枝
		—	AM	Acute Marginal branch	鋭角枝
		—	SP	Septal Perforating branch	中隔穿通枝
左冠動脈（LCA、図2）	LMT	5	LMT	Left Main Trunk	左冠動脈主幹部
	LAD	6	LAD proximal	Left Anterior Descending artery proximal	左前下行枝近位部
		7	LAD mid	Left Anterior Descending artery middle	左前下行枝中間部
		8	LAD distal	Left Anterior Descending artery distal	左前下行枝遠位部
		9	Dg$_1$	1st Diagonal branch	第1対角枝
		10	Dg$_2$	2nd Diagonal branch	第2対角枝
		—	SP	Septal Perforating branch	中隔穿通枝
	LCx	11	LCx proximal	Left Circumflex artery proximal	回旋枝近位部
		12	OM	Obtuse Marginal branch	鈍角枝
		13	LCx distal	Left Circumflex artery distal	回旋枝遠位部
		14	PL	Posterolateral artery	左後側壁枝
		15	PD	Posterior Descending artery	左後下行枝
		—	AC	Atrial Circumflex branch	心房回旋枝
		—	HL	High Lateral branch	高位側壁枝

14　そうだったのか！　絶対読めるCAG

冠動脈読影の基本 第1章

Segmentの略です．Seg.を#で示すこともあります．
- 右冠動脈がSeg.1～4，左冠動脈の左主幹部がSeg.5，左前下行枝がSeg.6～10，左回旋枝がSeg.11～15に分類されます（図1）．

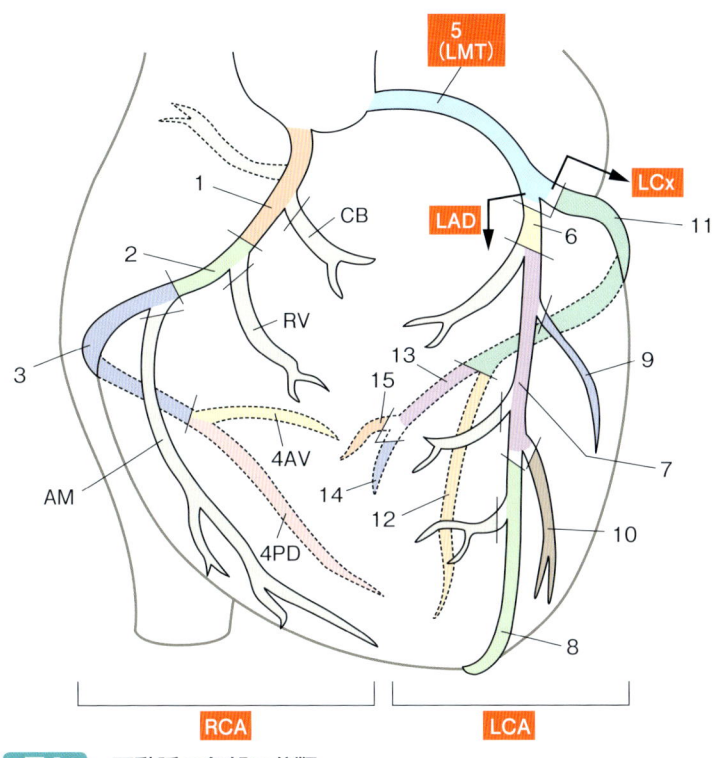

図1 冠動脈の各部の分類

15

1 右冠動脈

- 右冠動脈は，その根元の部分がSeg.1です．以後，右冠動脈の末梢まで順番にSeg.4まで分類されます（図2）．
  - Seg.1：右冠動脈起始部より鋭縁部（AM）までを2等分し近位部をSeg.1とします．通常は右室枝（RV）起始部までがSeg.1となります．
  - Seg.2：起始部から鋭縁部（AM）まで2等分した遠位部をSeg.2と呼びます．
  - Seg.3：鋭角枝（AM）から後下行枝（PD）起始部までをSeg.3と呼びます．
  - Seg.4：後下行枝（PD）分岐部より末梢の右冠動脈をSeg.4と呼び，房室結節枝（AV）があるものがSeg.4AVです．後下行枝がSeg.4PDです．

2 左冠動脈

- 左冠動脈の根元の部分は，左主幹部と呼ばれSeg.5に分類されます（図3）．左主幹部の病変は生命に関わり，重要な部位です．
- 左主幹部（Seg.5）から左前下行枝（Seg.6〜10）と，左回旋枝（Seg.11〜15）に分かれます．
  - Seg.6：左主幹部から左前下行枝の第1中隔枝（First major septal branch）までをSeg.6と呼びます．
  - Seg.7：第1中隔枝から第2対角枝（D2）までがSeg.7です．
  - Seg.8：第2対角枝から末梢の左前下行枝がSeg.8です．
  - Seg.9：第1対角枝をSeg.9と呼びます．
  - Seg.10：第2対角枝をSeg.10と呼びます．
  - ※第2対角枝がない場合には，第1中隔枝（Septal branch）より末梢から心尖部までを2等分し，近位部をSeg.7，遠位部をSeg.8とします．
  - Seg.11：左主幹部から分岐した左回旋枝の起始部がSeg.11です．通常は左回旋枝起始部から鈍角枝（OM）までとなります．
  - Seg.12：左回旋枝から分岐する最初の大きな枝である鈍角枝（OM）がSeg.12です．
  - Seg.13：鈍角枝（OM）を分岐したあと，後房室間溝を走行する部分がSeg.13です．
  - Seg.14：Seg.13から分岐して側壁を走行する側壁枝（PL）がSeg.14です．
  - Seg.15：Seg.13からSeg.14を出したあとの後下降枝（PD）をSeg.15と呼びます．
  - Seg.16：右冠動脈の支配領域が小さくSeg.4PDがなく，左回旋枝の支配領域が大きくその末梢がPD領域に枝を出している場合に，Seg.16と呼ぶことにしています．Seg.16がある場合には，Seg.4PDがないことになります．

冠動脈読影の基本 第1章

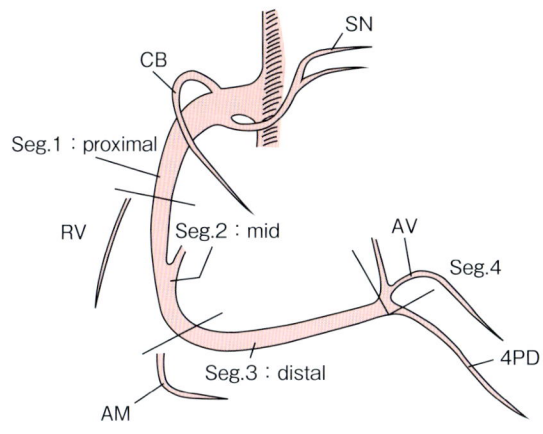

図2 右冠動脈（RCA）

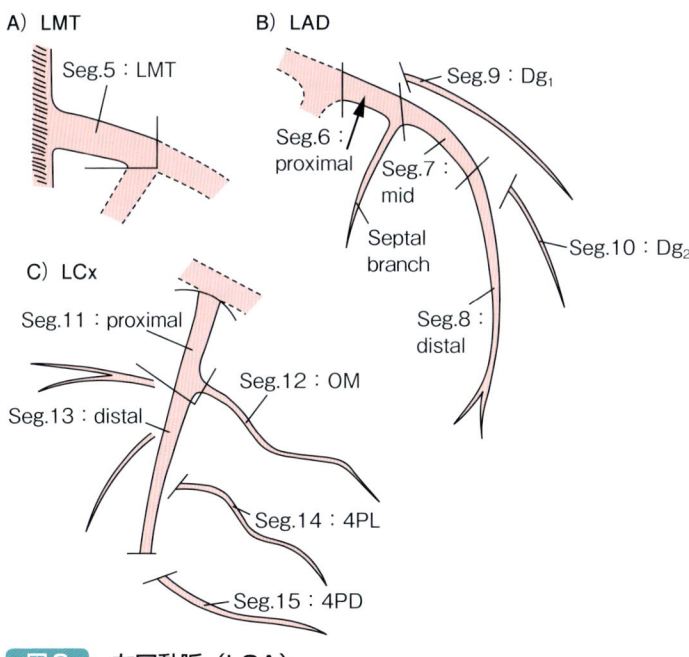

図3 左冠動脈（LCA）

第1章　冠動脈読影の基本

2　造影方向別の冠動脈の見え方

1　右冠動脈撮影のポイント（表1）

　　右冠動脈（RCA）は，基本的にLAO方向からの撮影で全体像を把握します（図1）．RAO方向からの撮影でRCA中間部を評価します（図2）．またRCA遠位部と4PD，4PLはLAO-Cranialからの撮影を加えて評価します（図3）．RCA近位部や入口部の病変が疑われる場合は，LAO-Caudal方向の撮影を追加し評価する場合があります．入口部病変に関してはオーバーフローするように造影したり，冠動脈洞で造影したりするなど造影手技の工夫が必要な場合もあります．

表1　右冠動脈各部位の評価に適する撮影角度

撮影角度	RCA
RAO 30°	RV，AM，4PD（中間～末梢）
LAO 60°	RCA全体像
LAO 90°	4AV
LAO 30°-Cranial 25°	RCA全体像，4PD，4AV分岐部

Cranial：頭側

冠動脈読影の基本 第1章

❖ LAO

- **RCA**の**全体像**を把握するのに適した撮影方向です．
- **RCA**への**カテーテル挿入**もこの方向で行われます．
- 特に**RCA中間部**の描出に優れていますが，遠位部は枝が重なり評価できない場合もあり注意が必要です．
- RCA近位部に病変を疑う場合には，LAO-Caudal方向の撮影を追加して近位部を広く描出し評価する必要があります．

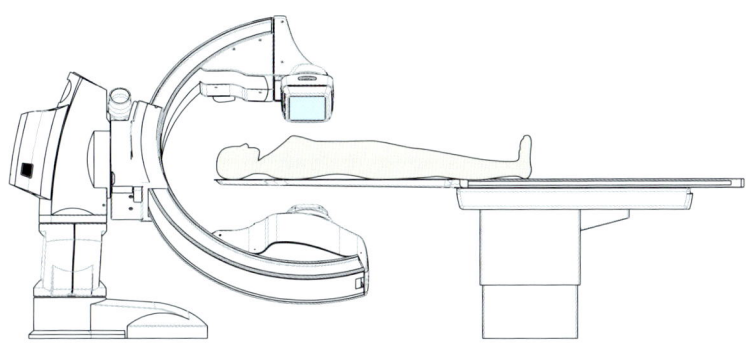

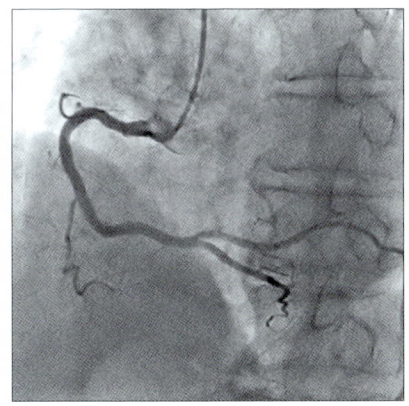
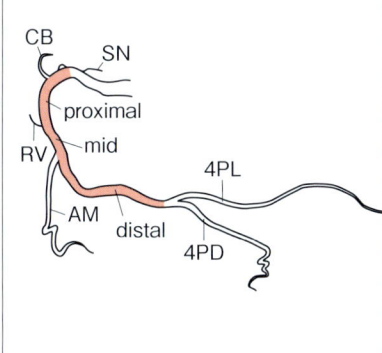

図1　RCA LAO

19

❖ RAO

- **RCA中間部とPD，PLの中間部から末梢**の評価が可能です．
- **RCA近位部と遠位部は接線方向となるため評価**には適していません．
- **LCA病変のRCAからの側副血行路評価**に適しています．
- この方向は冠動脈の動きが早くPCIでのワイヤ操作には適していません．

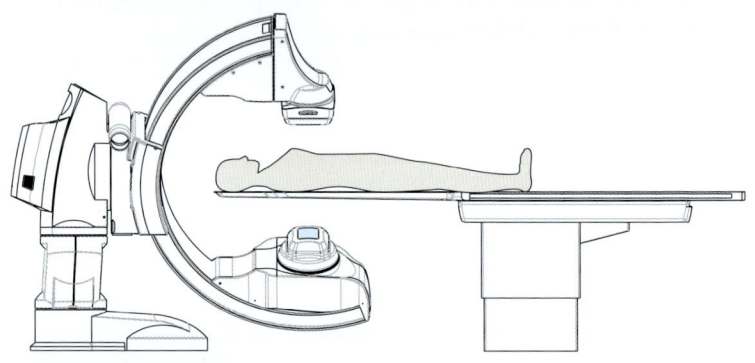

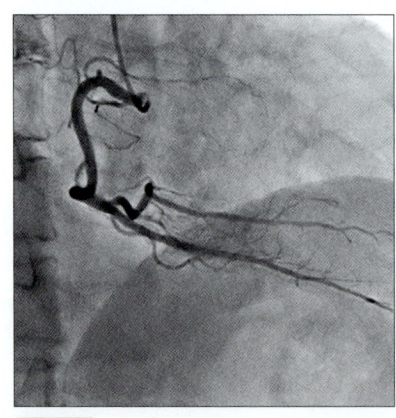 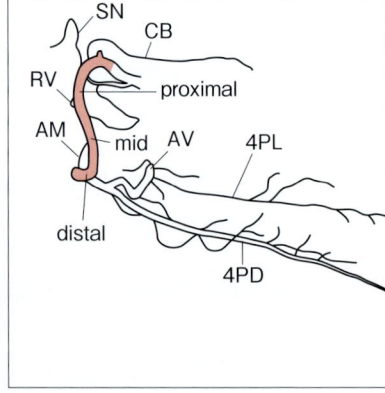

図2　RCA RAO

❖ LAO-Cranial

- RCA遠位部から4PD,4PLの描出に優れています.
- LAOに比べて4PDと4PLの分岐部や4AVの各枝の分離がよい方向です.
- RCA中間部は接線方向となるため評価には適していません.

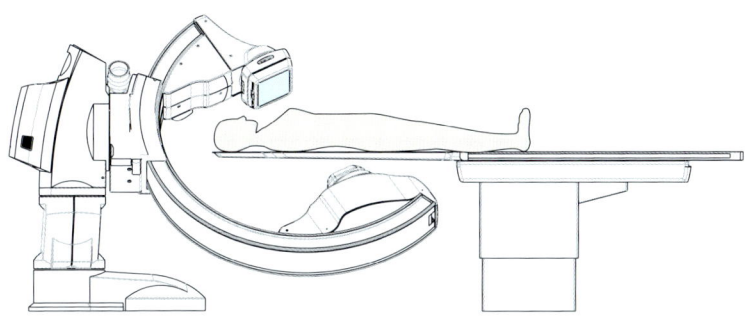

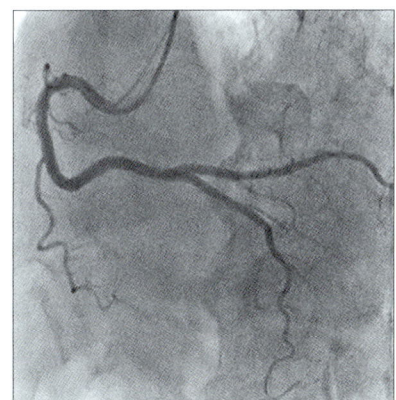
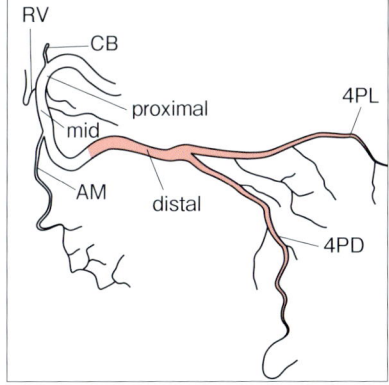

図3　RCA LAO-Cranial

2 左冠動脈撮影のポイント（表2）

　左冠動脈（LCA）の撮影はRAO-Caudal方向（図4）とStraight-Cranial（図8）もしくはLAO-Cranial方向（図7）の撮影で全体像を把握します．関心領域がLCxにある場合ならCaudal側（図4〜6）からの撮影を，LADならCranial側（図7〜9）からの撮影を重点的に追加し評価するとよいです．LMTや入口部の病変を疑う場合は，LAO-Caudal方向やLAO 20°からの撮影が広く描出でき評価しやすいです．またRCAへの側副血行路はLAO方向からの撮影が適し，冠動脈バイパス術後にLADへの吻合部を評価する場合にはLAO 90°撮影が適する場合もあります．

表2　左冠動脈各部位の評価に適する撮影角度

撮影角度	LCA
RAO 30°	LAD，LCx全体像
RAO 30°-Caudal 25°	LAD，LCx近位部，OM近位部
RAO 30°-Cranial 25°	LAD中間部，遠位部
Straight-Cranial 40°	LAD中間部，遠位部，Dg近位部
LAO 60°	LAD，LCx中間部，遠位部
LAO 50°-Cranial 25°	LAD近位部，Dg分岐部
LAO 90°	LAD，LCx全体像，Dg
LAO 40°-Caudal 30°（Spider）	LMからLAD，LCx分岐
LAO 20°	LM

Cranial：頭側，Caudal：尾側

❖ RAO-Caudal

- LCxを中心としたLCAの**全体像**を把握する撮影方向です．
- 特にLAD近位部，LCx近位部からOM近位部の描出に優れています．
- LCx末梢のPL枝が重なってみえるので，この部分の評価には適していません．

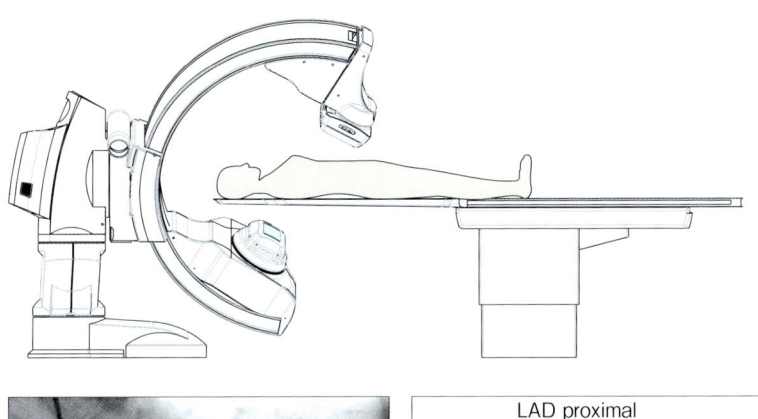

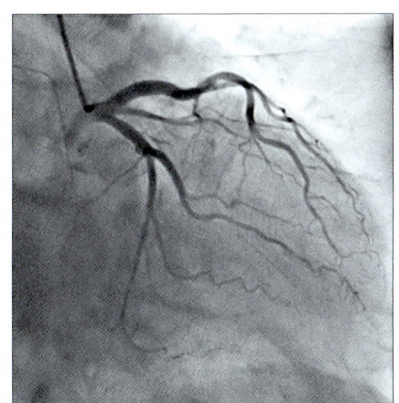
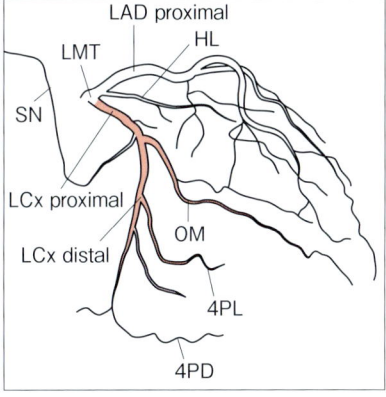

図4　LCA RAO-Caudal

❖ Straight-Caudal（別名：AP-Caudal）

- LMTからLCx，OM近位部の評価に適しています．
- LAD近位部の評価は可能ですが，中間部は枝が重なる場合も多く評価に適していません．

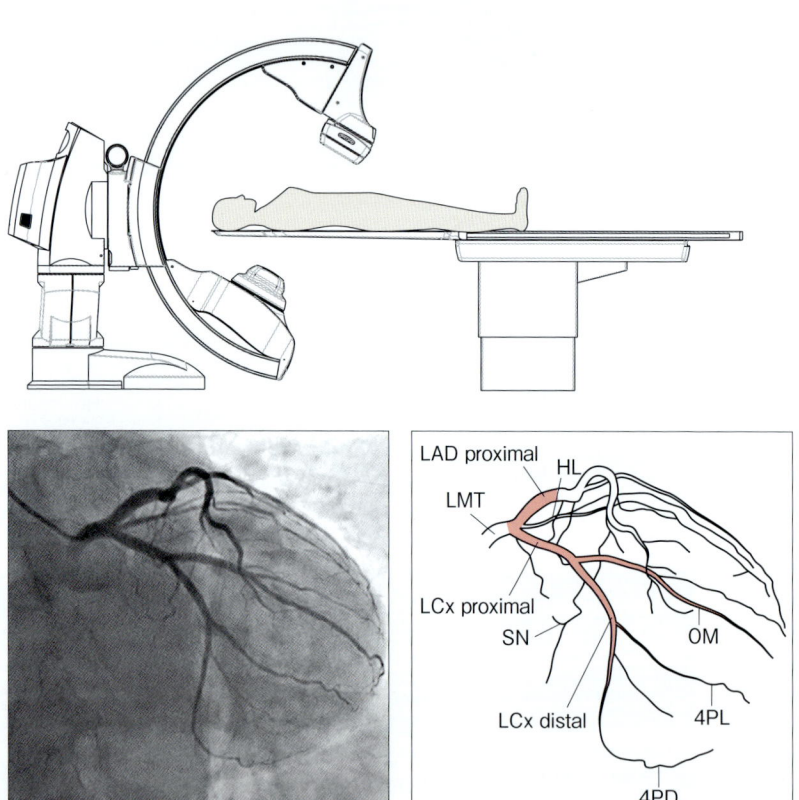

図5　LCA Straight-Caudal

LAO-Caudal（別名：Spider view）

- LMTからLAD, LCx, HLの**分岐部**の描出に優れた撮影方向です．
- LCxの評価は可能ですが，LADは接線方向になり短縮して見えるので狭窄部分の評価に適さない場合も多いです．
- LMT病変を疑う場合にはLAO 20°を追加撮影すると有用なことがあります．
- 蜘蛛が足をひろげているように見えることからSpider viewとも呼ばれます．

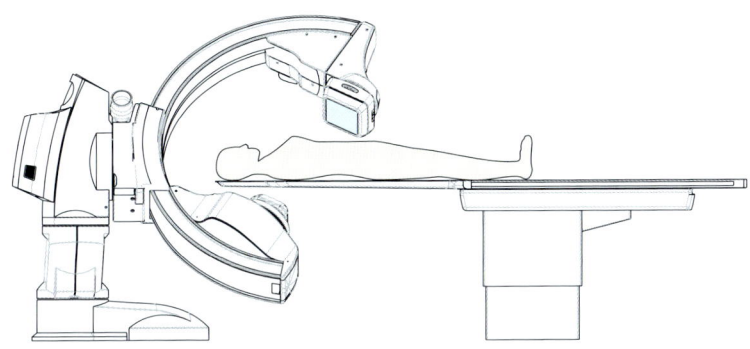

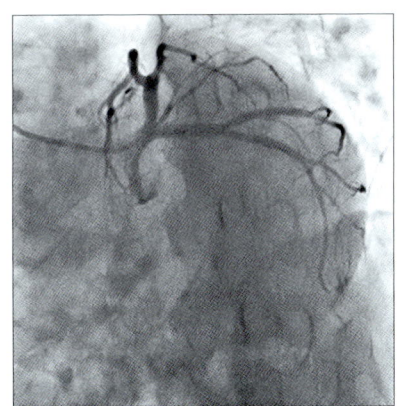
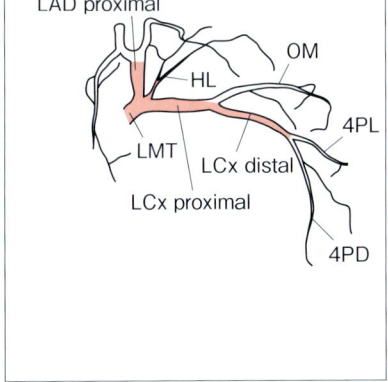

図6　LCA LAO-Caudal

❖ LAO-Cranial

- LAD 近位部から中間部，Dg$_1$，Dg$_2$ 分岐部の描出がよい撮影方向です．
- RCA 遠位部病変への左冠動脈からの側副血行路評価に適しています．
- 横隔膜との重なりが大きいので深吸気で撮影すると見やすい画像になります．

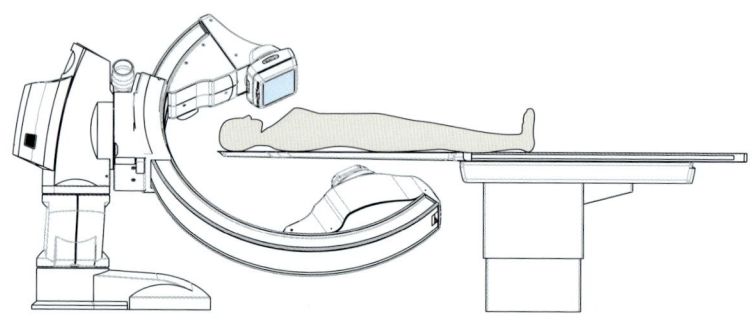

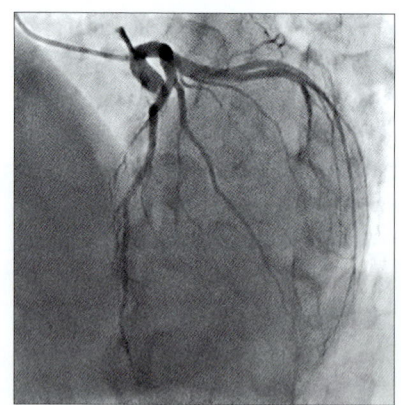 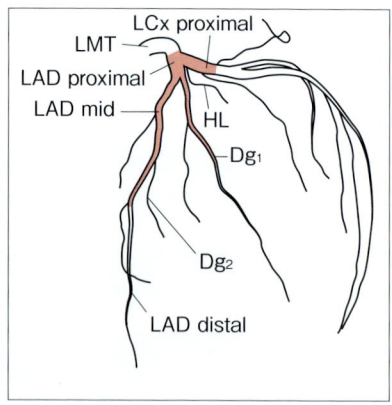

図7　LCA LAO-Cranial

❖ Straight-Cranial（別名：AP-Cranial）

- LADを中心としたLCAの**全体像**を把握する撮影方向です．
- **LAD中間部から遠位部**，Dg_1，Dg_2の描出に優れた撮影方向です．
- LADの入口部はLCxと重なるため評価には適していませんが，入口部を除けばLAD全体の評価に適しています．
- LCxの入口部の評価にも適していません．

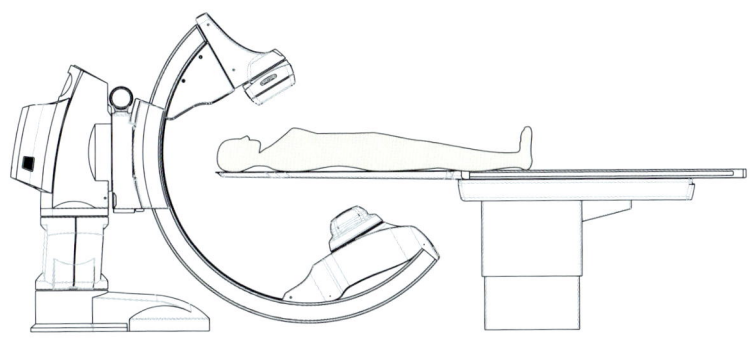

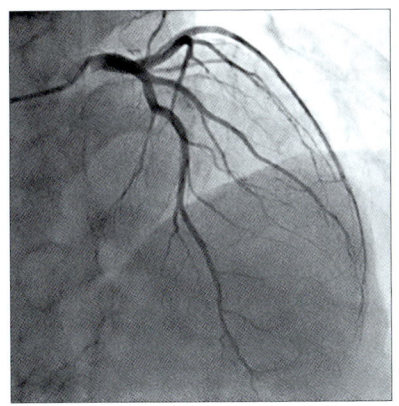
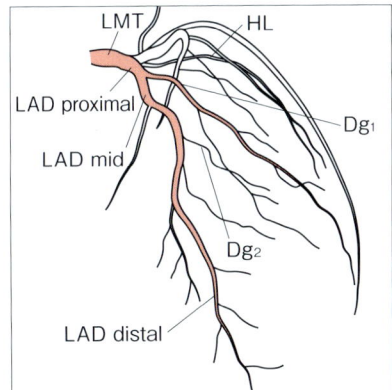

図8　LCA Straight-Cranial

❖ RAO-Cranial

- LAD中間部から遠位部にかけての描出に優れた撮影方向です．
- LADの近位部をLCxと分離したい場合はRAO・Cranialともに撮影角度を大きくすると描出できる場合があります．
- LCx近位部から中間部は接線方向となり評価に適しませんが，LCx末梢やPLの狭窄の描出には適しています．

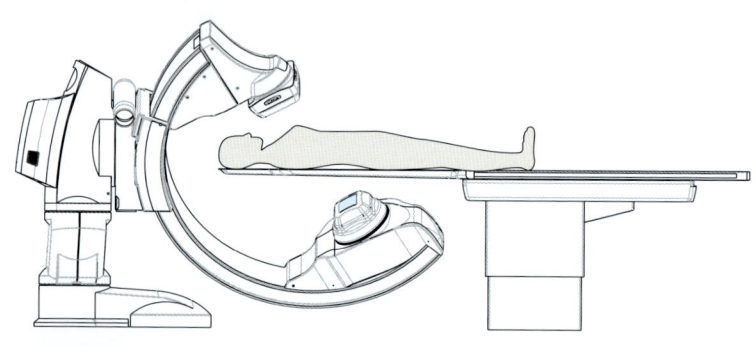

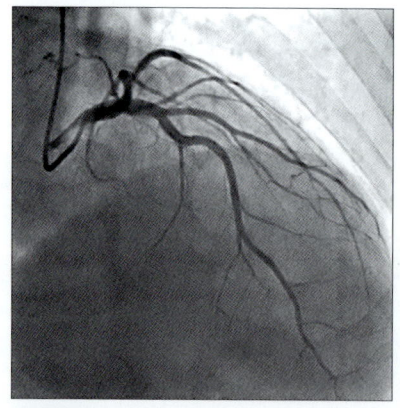
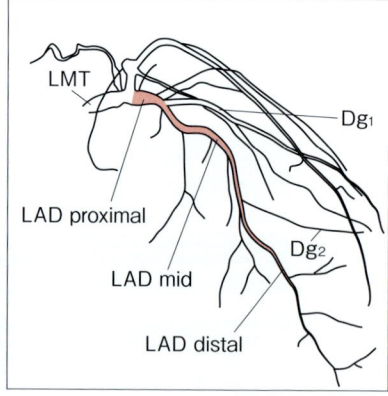

図9　LCA RAO-Cranial

《文献》

※図1〜9は以下の文献より転載しています．
1)「改訂版　確実に身につく心臓カテーテル検査の基本とコツ」（中川義久／編），羊土社，2014

第2章 冠動脈を読影する

1 右冠動脈（RCA）の読影

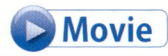

1 右冠動脈の走行 （第1章-1 図1参照）

- 右冠動脈はValsalva洞の1つである右冠動脈洞から始まり，右冠動脈口は左冠動脈口より低位置にあります．右冠動脈は右房と肺動脈の間を通り，右房室間溝に入ります．この間に**円錐枝（CB）**および**洞結節枝（SN）**を分岐します．
- 右冠動脈本幹は房室間溝を通り**鋭縁部**に達します．この間に通常2〜3本の**右室枝（RV）**を分岐します．
- 右室枝のなかで鋭縁部を通って右室下壁を灌流する血管を**鋭角枝（AM）**と呼びます．
- 鋭縁部を通った後に，右冠動脈本幹は心臓の横隔膜面を左室へ向かい，後室間溝を走行する**後下行枝（4PD）**と房室結節枝を分岐する**後側壁枝（4PL）**に分かれます．

2 右冠動脈の評価

- 標準的な右冠動脈造影の撮影方向は①LAO 60°，②RAO 30°および③頭側と左前斜位の組合せ（Cranial 30°，LAO 30°）の3方向です．通常は，これら3方向から撮影することにより全体像を把握できます（**第1章-2参照**）．
- 特に**LAO 60°**は右冠動脈全体の評価に適しています．
- LAO 60°までアームを振ることが難しい場合にはLAO 45°でも十分に判断できます．

❖ 近位部の評価（Seg.1）

- 入口部を含めこの部位の病変の評価には**LAO 60°**からの造影所見が適しています（図1）．RAO 30°からの撮影方向では，この部位は血管走行が同軸となるため評価が困難となります．
- これに対して，近位部末梢側の房室間溝を通る部位は**LAO 60°**と**RAO 30°**の2方向から評価します．

❖ 中間部の評価（Seg.2）

- この部位では，近位部末梢側と同様に，右冠動脈は房室間溝を尾側に向かって走行します．LAO 60°とRAO 30°の2方向から評価します（図2, 3）．

❖ 遠位部の評価（Seg.3）

- 右冠動脈本幹の血管走行はRAO 30°からの撮影方向と再び同軸となるため適していません．この部位の病変の評価にはLAO 60°からの造影所見が適しています（図4）．

❖ 後側壁枝と後下行枝の評価〔Seg.4（PL，PD）〕

- 右冠動脈本幹と後側壁枝（PL）および後下行枝（PD）分岐部はLAO-Cranialからの造影で分離できます（図5）．
- 後下行枝末梢病変はRAOでの造影所見で評価します．LAO方向からの造影所見は撮影方向と血管走行が同軸に近くなるため病変が短く見え，評価には不適であるからです．

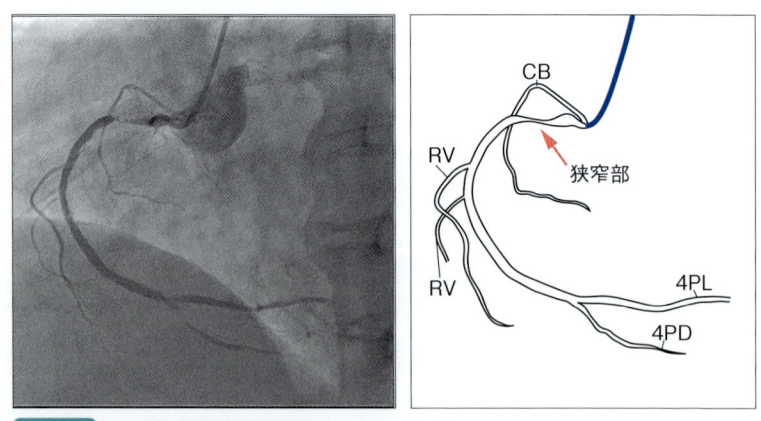

図1 RCA近位部の撮影（LAO 60°）
RCA近位部に狭窄がある．

冠動脈を読影する 第2章

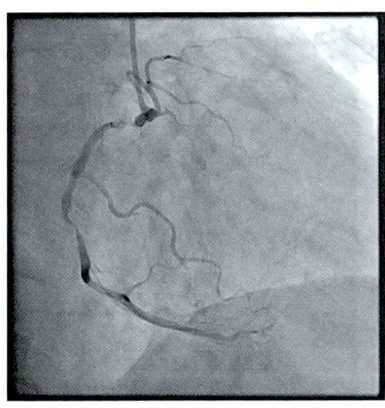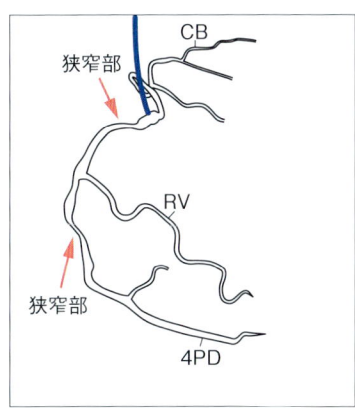

図2 RCA中間部の撮影（RAO 30°）
RCA近位部（Seg.1）と中間部（Seg.2）に狭窄がある．

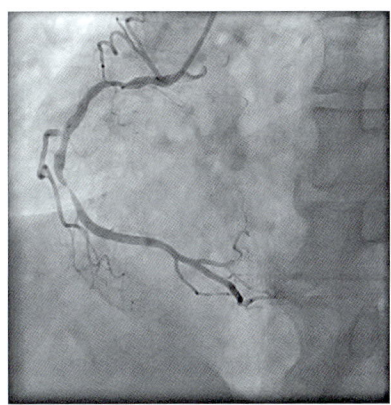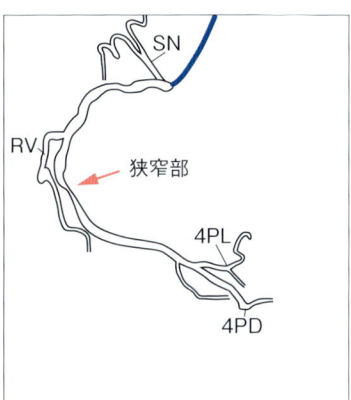

図3 RCA中間部の撮影（LAO 60°）
RCA中間部（Seg.2）に狭窄がある．

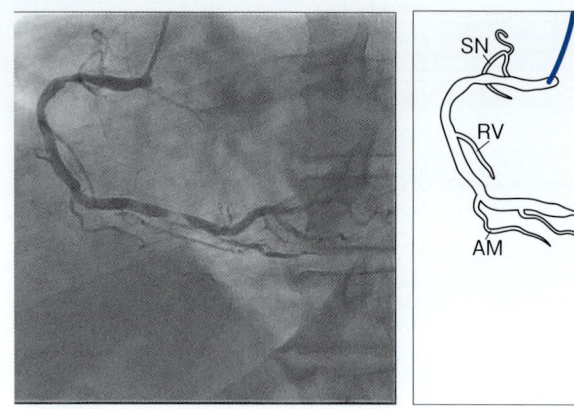 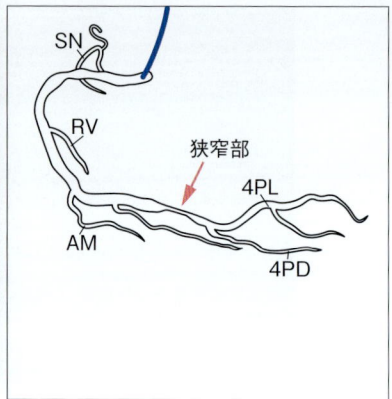

図4 RCA遠位部の撮影（LAO 60°）
RCA遠位部（Seg.3）に狭窄がある．

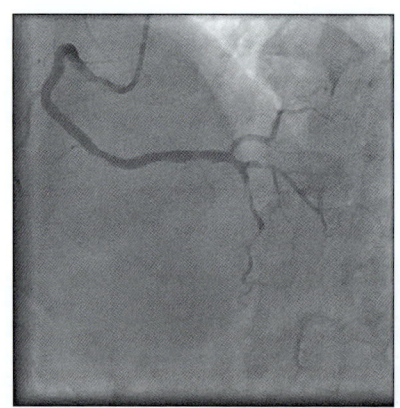 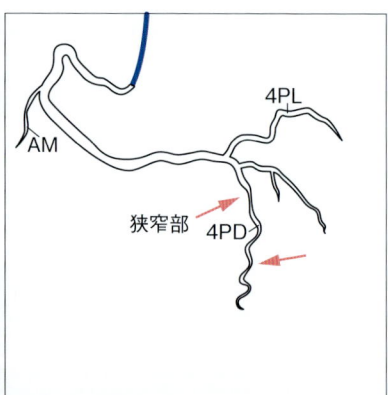

図5 RCAの後側壁枝と後下行枝の撮影（LAO-Cranial）
後下行枝（4PD）に連続的に狭窄病変があることがよくわかる．

第2章　冠動脈を読影する

2　左冠動脈主幹部（LMT）の読影

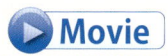

- 左冠動脈主幹部病変（left main trunk disease：LMTD）の狭窄部位は，入口部・体部・遠位部（左前下行枝と左回旋枝の分枝部付近）に分類されます．
- 入口部病変は比較的に少ないのですが，大動脈炎症候群や梅毒などで起こる場合もあります．
- 入口部・体部病変はPCIの長期予後は良好ですが，左主幹部の遠位部の狭窄に加えて左前下行枝と左回旋枝の分枝部付近に狭窄をもつ真の分岐部病変（true bifurcation lesion）ではPCI治療には限界があります．
- このように血行再建法の選択にも関わる病変部位ですから正確な評価ができるようにしましょう．

1　左冠動脈主幹部造影の難しさ

- 冠動脈造影における左主幹部造影の評価には難しい面があります．
- その理由としては，①**分枝との重なりが起きやすいこと**，②**至適撮影角度が狭いこと**，③Valsalva洞が造影されやすいこと，④層流（laminal flow）形成が起こりやすいこと，⑤LMTの短い症例が存在すること，などが挙げられます．

2　左冠動脈主幹部の造影方向

- LMTが大動脈から分枝する方向および角度や，左前下行枝および左回旋枝の分枝形態は個人差が大きいとされます．
- またLMTだけでなく，左前下行枝と左回旋枝の分枝部付近を描出できるように造影する必要がありますが，その部位は三次元的な構造であり冠動脈造影上で病変の評価を行う場合には多方向の撮影が必要となります．
- 入口部付近の狭窄と，体部および遠位部の狭窄によって至適撮影方向に違いがあります（図1～3，表1）．

表1　LMT病変部位と撮影方向

	入口部	体部	遠位部（分枝部）
AP-Caudal (Straight-Caudal)	◎		○
RAO-Caudal		◎	◎
LAO-Caudal (Spider view)	○	○	◎
AP-Cranial (Straight-Cranial)	◎		
RAO-Cranial		◎	
LAO-Cranial			
RAO		○	
LAO			

◎：最適・推奨の方向　　○：適切な方向

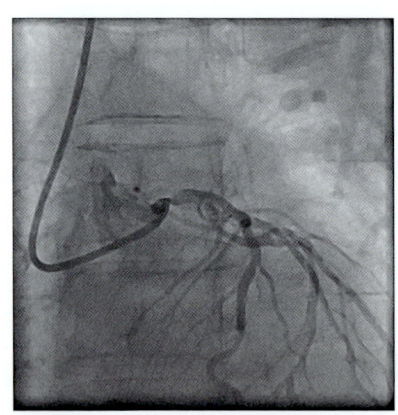 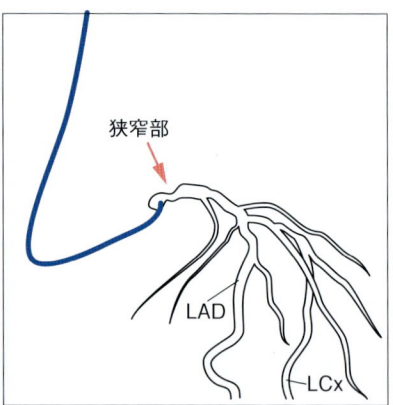

図1　LMT入口部の撮影（LAO 15°）

左冠動脈入口部に狭窄がある．LAO10°〜15°の正面に近い方向から撮影するとよく見える場合もある．

冠動脈を読影する 第2章

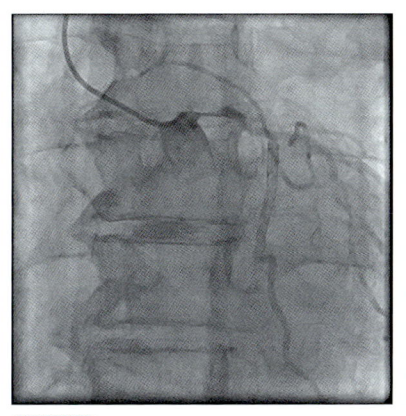

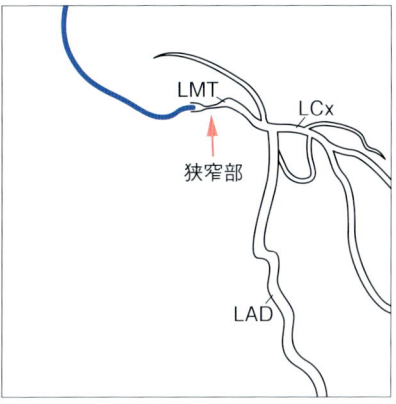

図2 LMT体部の撮影（LAO 10°）
LMT体部に狭窄がある．LAO10°という正面に近い角度で狭窄が明瞭に同定できた．

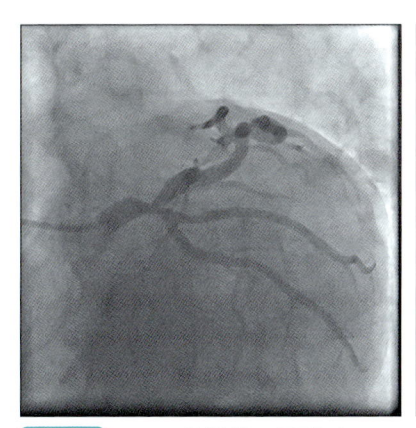

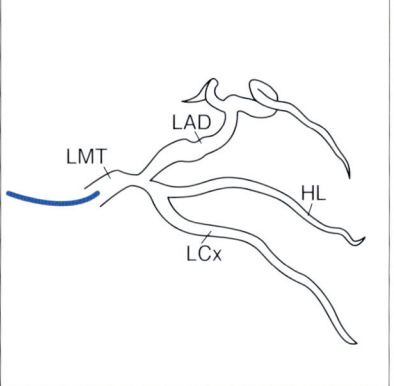

図3 LMT分岐部の撮影（LAO-Caudal）
LMT遠位部でLADとLCxの分岐する直前に狭窄がある．

第2章 冠動脈を読影する

3 左冠動脈前下行枝（LAD）の読影

- 左冠動脈前下行枝（LAD）は左心室の約2分の1の心筋を灌流しているといわれる重要な血管です．虚血の関与の度合いも大きく，またPCIの対象となる場合も多くなっています．
- 冠動脈造影の読影ができることは，LADの読影ができることとも言えます．観察した部位が長軸方向に長く見える方向を知ること，対角枝や中隔枝の分岐を明確に描出することがポイントになります（表1）．

❖ 近位部の評価（Seg.6, Seg.9）

- 左主幹部からLADの分岐部およびLADの近位部を評価するには**AP (straight)−Caudal が第1選択**となります（図1）．この方向でLAD近位部は最も頭側に向かい跳ね上がるように走行します．
- LADの付け根に近接している病変を評価する場合にはRAO−CaudalやLAO−Caudal（Spider view）が適しています．
- 対角枝（Dg）がLAD起始部付近から分枝している場合には，RAO−CaudalやAP−Caudal方向からの観察でも対角枝がLAD本幹と重なるために十分な観察ができない場合がしばしばあります．このようなときには深いLAOに振ったCranialやSpider Viewにすると，枝の重なりを分離して観察しやすくなる場合があります．
- ただ，Spider viewではLAD近位部を同軸方向から観察することになるので短縮して見えるために，**病変の距離や形態を観察するには不向き**であることを知っておきましょう．
- これらの方向でも分離困難な場合には深いRAO−Cranialで観察できる場合もあります．

冠動脈を読影する 第2章

表1　左冠動脈前下行枝（LAD）の病変部位と撮影方向

	近位部	中間部	遠位部
AP-Caudal （Straight-Caudal）	◎	×	○
RAO-Caudal	○	×	○
LAO-Caudal （Spider view）	○		
AP-Cranial （Straight-Cranial）	○	◎	○
RAO-Cranial	○	○	○
LAO-Cranial	○	○	○
RAO			○
LAO			

◎：最適・推奨の方向　○：適切な方向　×：不適切な方向

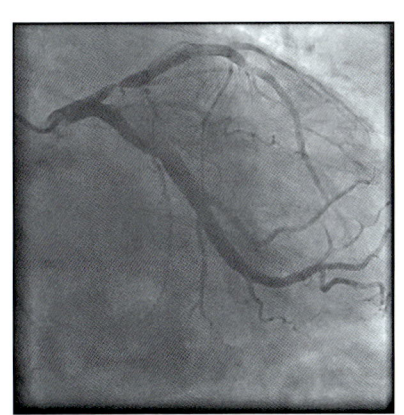

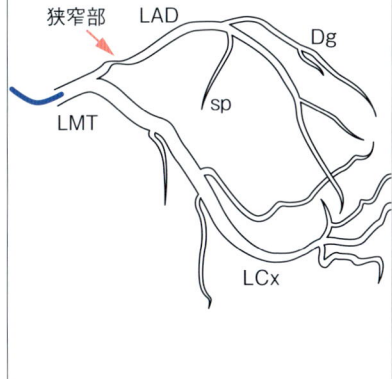

図1　LAD近位部の撮影（AP-Caudal）
LAD近位部（Seg.6）の評価に役立つ方向である．

37

❖ 中間部の評価（Seg.7, Seg.9・10）

- LAD起始部より離れた中間部では，対角枝と中隔枝（SP）が分枝しています．これらの分枝を本幹と分離できる方向を探すことが大切です．一般的には**AP-Cranial**からの方向が適しています（図2）．
- 続いてRAO-Cranial方向がよく見えます．この**RAO-Cranial方向**からは，対角枝と中隔枝が本幹に対して180°反対方向に展開できる場合もあり対角枝の起始部の病変の描出に役立つこともあります．
- LAO-Cranial方向も推奨される方向の1つです．特に対角枝との分離が良好に描出されます．ただし，LADの近位部になるほどLADが短縮して見えること，中隔枝の分離が不明瞭になることに注意が必要となります．
- LAD中間部では，近位部病変を観察する際に有効であったAP-CaudalやRAO-Caudal方向では多くの症例で対角枝と重なってしまい分離が不十分となり適切ではありません．

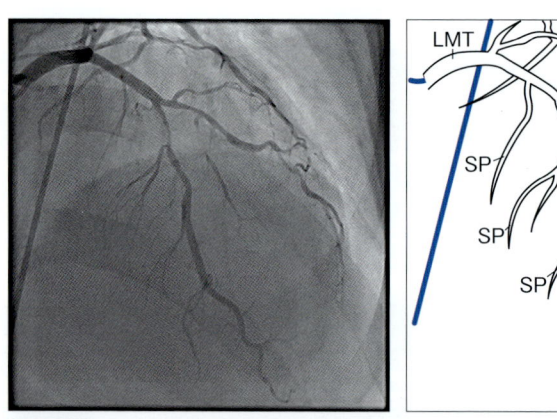

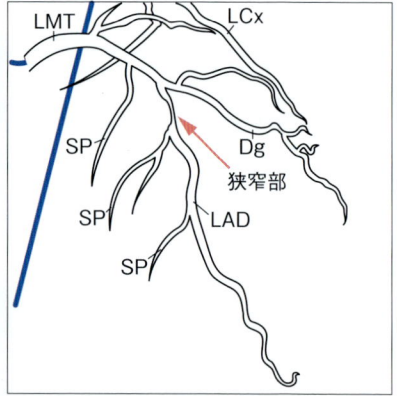

図2　LAD中間部の撮影（AP-Cranial）
LAD中間部（Seg.7）に狭窄がある．
狭窄部が長軸方向に長く見える．PCI手技を行う場合に長く見える方向は大切である．

遠位部の評価（Seg.8, Seg.10）

- 中間部病変と同様，LAO–Cranial（図3）やAP–Cranial，さらにRAO–Cranial方向が適しています．ただしCranial方向から撮影した場合には，このLAD遠位部の血管は同軸方向となり短縮されて見えることに注意しましょう．
- 正しく評価するためにはRAO，RAO–CaudalあるいはAP–Caudal方向が適しています．

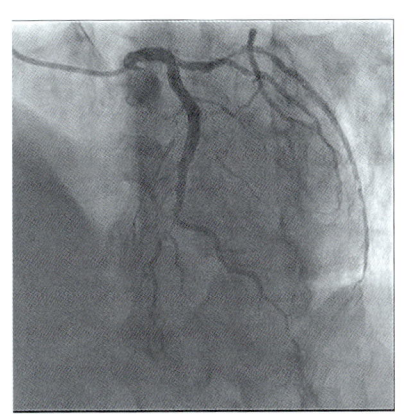

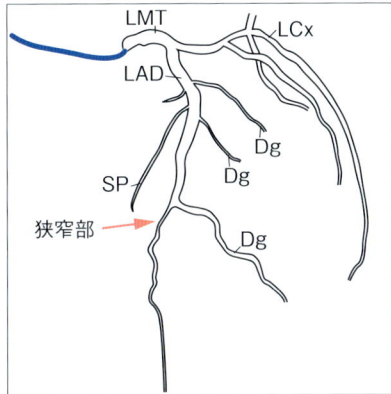

図3 LAD遠位部の撮影（LAO–Cranial）
LAD遠位部に狭窄がある．

第2章 冠動脈を読影する

4 左冠動脈回旋枝（LCx）の読影

- 左冠動脈回旋枝（LCx）は心臓の中でも背側に位置します．心臓カテーテル検査の検査台（カテ台）の下方から天井方向にX線が出る構造から，**回旋枝は本来よりも太く描出されていることを知っておく必要があります**．
- 造影上は回旋枝が前下行枝よりも太く見えますが，灌流域の大きさからいっても**前下行枝のほうが本来太い血管であること**は大切です．PCI施行時のバルーンやステントサイズの判断において重要です．

❖ 近位部の評価（Seg.11, Seg.12）

- LCx起始部の近くではLAD近位部病変と同様にAP-Caudal（図1）やSpider ViewおよびLAO-Cranialが標準的な観察方向となります（表1）．
- RAO-Caudal方向も推奨される方向の1つですが，LCxの走行に対して同軸方向に近く短縮して見える方向からの観察であることに注意する必要があります．

❖ 中間部の評価（Seg.13, Seg.12）

- 近位部より離れた中間部の病変ではAP-Caudal（図2）やRAO-Caudalが一般的な評価に適した方向です．これらの方向に加えてLAO-Cranialが有効ですが，側壁枝との分離が不良な場合があります．
- LCxでは鈍縁枝（OM）との分岐部観察を必要とする場合があります．原則的にはRAO-CaudalやAP-Caudal方向が適しています．これらの方向はLCxの走行に対して同軸方向から短縮してみることになり病変長の過小評価の可能性に注意が必要となります．
- 同時に鈍縁枝の起始部とLCx本幹が重なる場合も多く，その際にはLAOあるいはSpiderとの併用が役立つ場合があります．

❖ 遠位部の評価（Seg.14, Seg.15）

- LAO-Cranial，AP-Cranial（図3），さらにRAO-Cranial，などCranial方向が適しています．LCxの近位部の描出に有効な各種Caudal方向は，この部位の病変の観察には適していません．

冠動脈を読影する 第2章

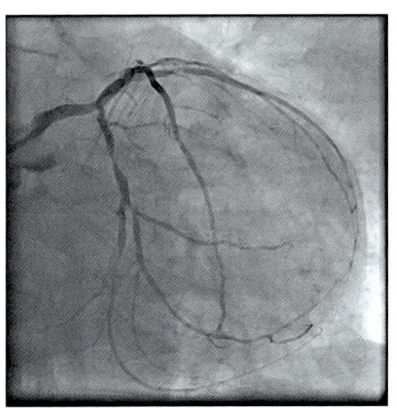

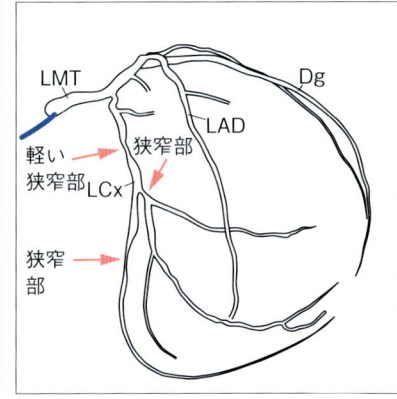

図1 LCx近位部の撮影（AP-Caudal）

灌流域の大きいLCxに複数の狭窄がある．
AP-CaudalはLCxの近位部〜中間部の評価に優れた方向である．

表1 左冠動脈回旋枝（LCx）の病変部位と撮影方向

	近位部	中間部	遠位部
AP-Caudal （Straight-Caudal）	○	○	×
RAO-Caudal		○	×
LAO-Caudal （Spider view）	○		×
AP-Cranial （Straight-Cranial）			○
RAO-Cranial	○		○
LAO-Cranial	○	○	○
RAO			
LAO			

◎：最適・推奨の方向　○：適切な方向　×：不適切な方向

41

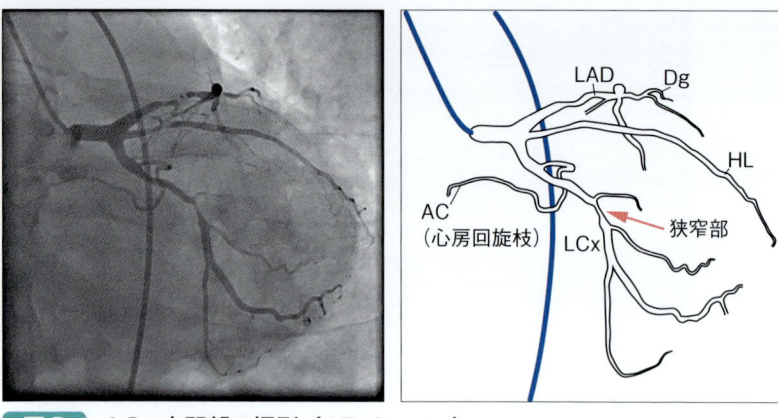

図2 LCx中間部の撮影（AP-Caudal）
LCxの中間部に狭窄があります．

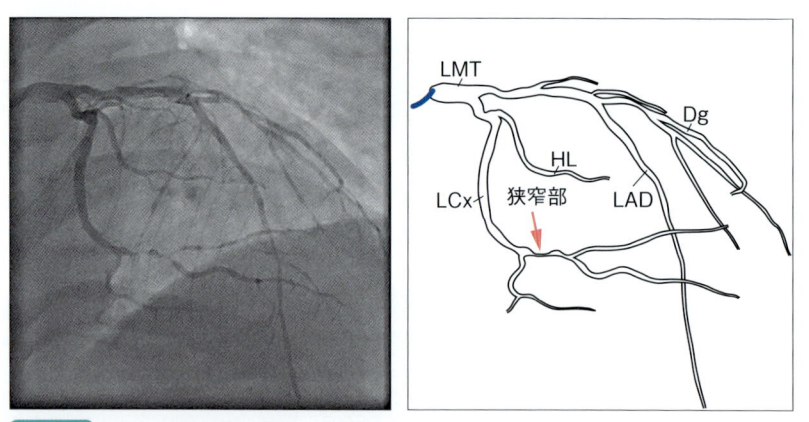

図3 LCx遠位部の撮影（AP-Cranial）
LCx遠位部に狭窄がある．
AP-CranialはLCxの遠位部の観察に適している．

第2章 冠動脈を読影する

5 CABG術後の読影

1 撮影のポイント

- 狭心症・心筋梗塞などの虚血性心疾患に対する冠血行再建法として，PCIと並んで**冠動脈バイパス手術**（coronary artery bypass grafting：CABG）があります．
- このCABG術後の患者の冠動脈造影を行うことがあります．
  - ▶ 手術後にグラフトの開存を確認するための造影もありますが，CABG後に年月を経て狭心症の症状が再燃している場合もあります．
  - ▶ グラフトの狭窄や閉塞だけでなく，バイパスしていない冠動脈に動脈硬化が新規に進展しないかを確認します．

2 バイパスに用いるグラフトの種類

- バイパスに使用する動脈グラフトとして，**右内胸動脈・左内胸動脈・胃大網動脈**そして**橈骨動脈**があります．
- 静脈グラフトとして下肢から採取した**大伏在静脈**があります．
- 内胸動脈と胃大網動脈は本来の起始部に根元がつながったままの，**有茎グラフト**として用いられることが普通です．
- 静脈グラフトや橈骨動脈は**フリーグラフト**として両端が切断された血管をグラフトの一端を大動脈に，もう一端を冠動脈に吻合して用います．
- 一般的には，有茎グラフトの方が長期的な開存率が高いとされます．心臓血管外科医は，CABG手術にあたって静脈グラフトの使用を減らし，なるべく有茎の動脈グラフトを多く用いて手術を行うように工夫しています．

One-point Advice　手術記録を参考にして造影や読影をすること

CABG手術時の記録を参考にして造影することが大切です．静脈グラフトでは大動脈の吻合部にマーカーがありますが，現在主流の有茎の動脈グラフトでは手術記録を見なければグラフトの状態が不明です．また術後の造影所見があれば，それを参考にして以降の造影検査を行いましょう．

❖ 左内胸動脈グラフト（LITA）

- 左内胸動脈グラフトは左冠動脈前下行枝に吻合される場合が通常です（図1）．このLITA-LADのグラフトはCABG手術で最も大切なものとされます．「リタ」と発音されます．

❖ 右内胸動脈グラフト（RITA）

- 右内胸動脈グラフトは左冠動脈回旋枝（RITA-LCx）に吻合されることが多いですが（図2），右冠動脈領域に吻合されることもあります．またフリーグラフトとして用いられる場合もあります．「ライタ」と発音されます．

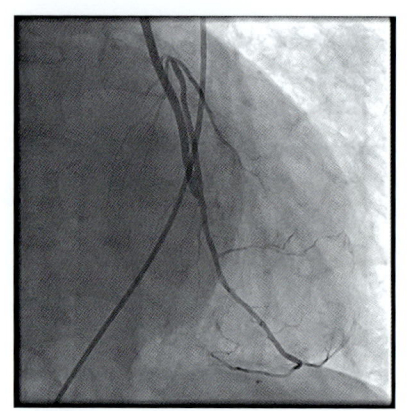

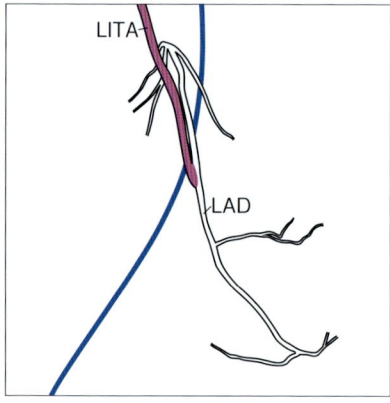

図1 左内胸動脈グラフトの確認〔AP-view（別名：Straight view）〕
LITAがLADに吻合されている．

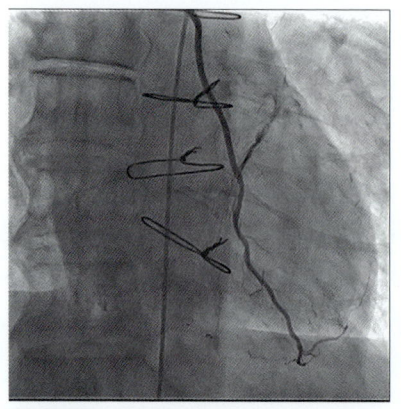

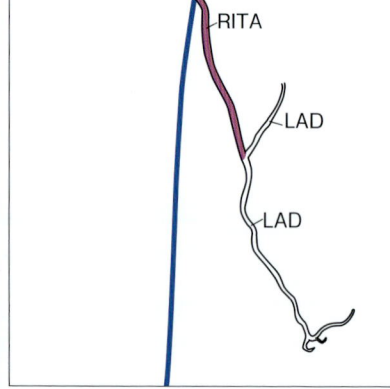

図2 右内胸動脈グラフトの確認（AP-view）
この症例ではRITAがLADに吻合されている．

胃大網動脈グラフト（GEA）

- 胃大網動脈グラフトは横隔膜を通して右冠動脈に吻合されることが多いです（図3）．造影にあたっては，腹腔動脈からの分枝の解剖を熟知しておくことが必要です．

静脈グラフト（SVG）

- 静脈グラフトは大動脈（Ao-SVG）と吻合して用いられるのが通常です（図4）．左冠動脈前下行枝には内胸動脈が吻合されることが通常ですから，一般的には，（Ao-SVG）は右冠動脈または左冠動脈回旋枝に吻合されます．
- 大動脈前面に吻合されることが通常で，その吻合部にはマーカーがつけられています．

橈骨動脈グラフト（RA）

- 橈骨動脈グラフトは静脈グラフトと同様にフリーグラフトとして，大動脈と右冠動脈または左冠動脈回旋枝の間に吻合されることが多いです．

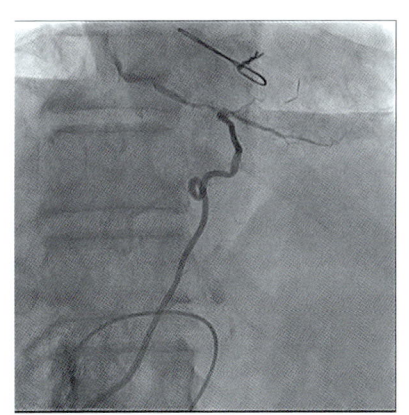

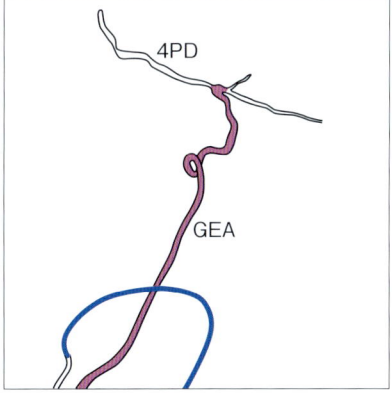

図3　胃大網動脈グラフトの確認（AP-view）
GEA が RCA 遠位部の4PD に吻合されています．

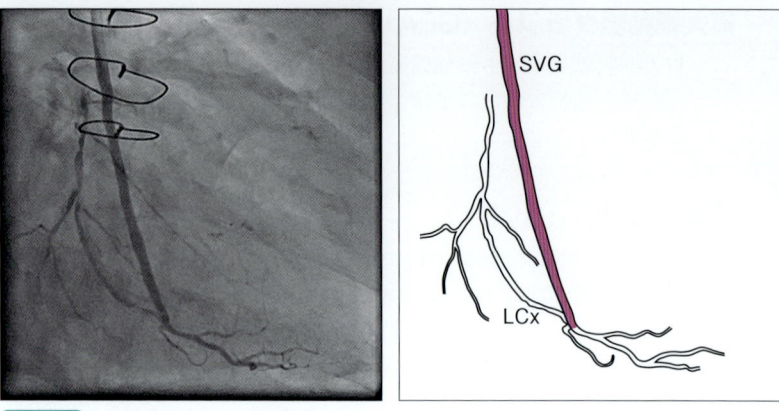

図4 静脈グラフトの確認（AP-view）
SVGがLCxの遠位部に吻合されています．

第3章 冠動脈を立体的に理解する

1 冠動脈の走行を理解するための解剖

- 冠動脈の走行を理解するためには心臓の解剖を理解するとよいでしょう．複雑なことではありません．心臓は4つの心腔つまり右心房・左心房・右心室・左心室からなります．冠動脈は，心臓表面で**心腔の境界線上**を走行します（図1）．**心房と心室**の境界線を**房室間溝**，**心室と心室**の境界線を**心室間溝**と言います．
- **右心房と右心室の境界の房室間溝**：RCA Seg.1，RCA Seg.2が走行します．三尖弁の弁輪の外側に沿った部位です．
- **左心房と左心室の境界の房室間溝**：LCx Seg.11，LCx Seg.13が走行します．僧房弁の弁輪の外側に沿った部位です．この部位では心筋還流の静脈である冠静脈洞に平行して走行します．
- **心臓前面の右心室と左心室の心室間溝**：LAD Seg.6，LAD Seg.7，LAD Seg.8が走行します．前下行枝からは心室中隔を養う中隔枝が多数分岐します．
- **心臓後面（下面）の右心室と左心室の心室間溝**：RCA Seg.4PDが走行します．心室中隔でLADの対面に位置します．房室間溝を走行してきた右冠動脈は，心室間溝に向かう部位で90°近く急に方向を変えることを認識しましょう．

One-point Advice　冠動脈を立体的に理解しよう！

冠動脈造影を心臓の解剖に基づいて理解する習慣をつければ，造影像が立体的に見えてきます．その訓練をしなければいつまでたっても平面のままです．各方向から見たときの画像は理解できても頭の中で立体的に構成できていない医師はPCIの熟達者でも意外と多いものです．常に三次元でイメージする訓練をすれば簡単に飛び出してみえるようになります．

図1 心臓の立体構造と冠動脈の位置関係

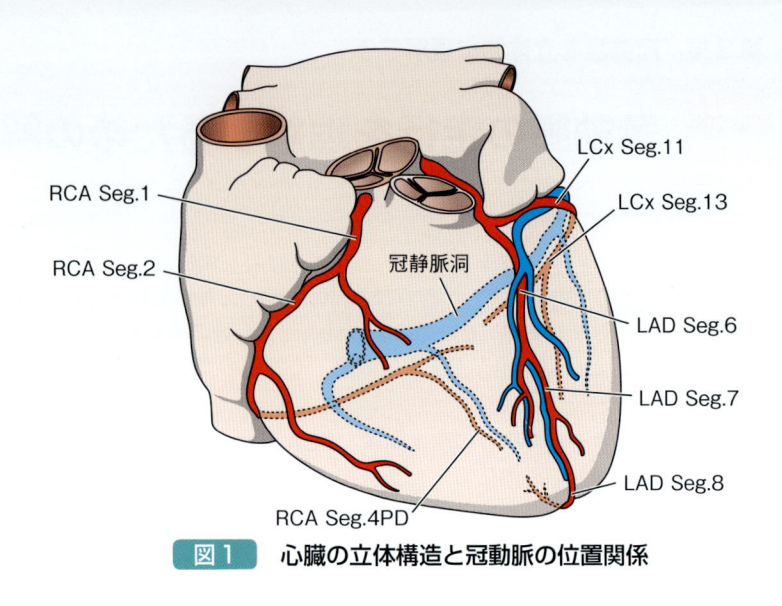

One-point Advice：なぜ多方向から撮影するのか？

冠動脈の部位によって評価に適した撮影方向はおおむね決まっています．これは，多方向からの撮影で狭窄度が最も強く見える方向で評価するためです．また，枝の重なりがなく分離のよい角度で評価することも大切です．しかし，その方向で評価が不十分な場合には，病変に応じて微妙に撮影角度を調整する必要があります．その角度を見出すためには立体的に冠動脈の解剖を熟知していることが求められます．医師の経験の差が出る場面といえるでしょう．

第3章 冠動脈を立体的に理解する

2 基本的な造影方向

- 冠動脈の基本的な造影方向を理解するには図1に示す直行する2つの平面を考えるとよいでしょう．1つ目の平面は**心室間面**（図2参照）で，2つ目の平面は**房室間面**（図4参照）です．この2つの平面を意識して撮像や読影をすると理解が深まります．

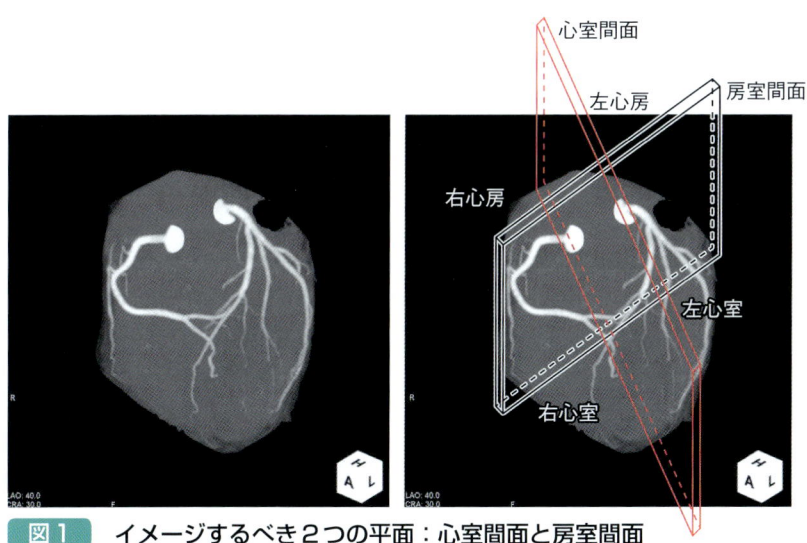

図1 イメージするべき2つの平面：心室間面と房室間面
（LAO-Cranial から撮像）

1 基本となる撮影方向

❖ RAO 30°の方向（図2, 3）

- **心室間面**がよく見える方向，つまり**心室中隔を含む平面**です．RAO 30°から造影すると管球から出たX線は心室間面上に直行して通過します．つまり，RAO 30°から撮像すると心室間面を俯瞰するように眺めることができます．
- 左心室はラグビーボールの形状をしています．ラグビーボールが一番長く楕円に見える真横方向から眺めることになり，**左心室の長軸方向を含む平面**となります．すなわち，この平面上にある**LADとPDは短縮することなく長く描出されます**．

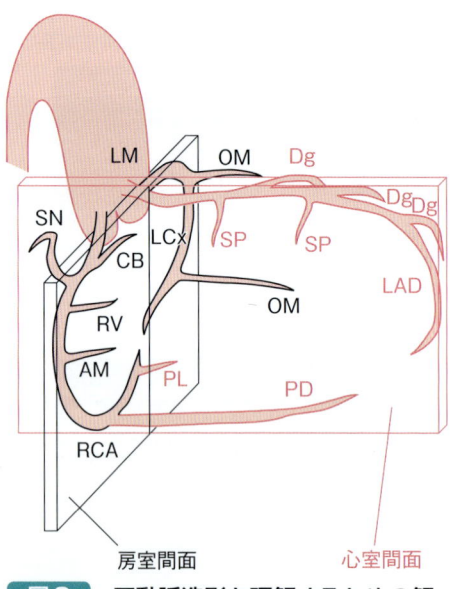

図2 　冠動脈造影を理解するための解剖（RAO 30°，心室間面）

冠動脈の主要な3枝は図のように房室間面と心室間面の直交する2枚の面状を走行すると考えると理解しやすい．
LADとPDは心室中隔のある心室間面上を，RCAとLCxの本幹は房室間面上にある．
（文献1より引用）

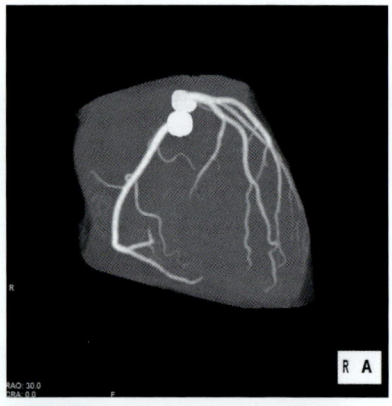

図3 　RAO 30°から撮像した左右冠動脈

LAO 60°の方向（図4）

- **房室間面**がよく見える方向，つまり**心房と心室を分ける平面**です．LAO60°から造影すると管球から出たX線は房室間面上に直行して通過します．つまり，この角度から撮像すると房室間面を俯瞰するように眺めることができます．
- 前述のように左心室はラグビーボールの形状をしていますが，ラグビーボールが一番正円に見える方向から眺めることになり，**左心室の短軸方向を含む平面**となります．
- この房室間面は，僧帽弁と三尖弁の弁輪を含む平面で，RCAの近位部本幹は三尖弁弁輪を，LCxの近位部本幹は僧帽弁弁輪を走行しますから，この角度から撮像すると**RCAとLCxの近位部本幹は短縮することなく長く描出されます**．

図4 冠動脈造影を理解するための解剖（LAO60°，房室間面）

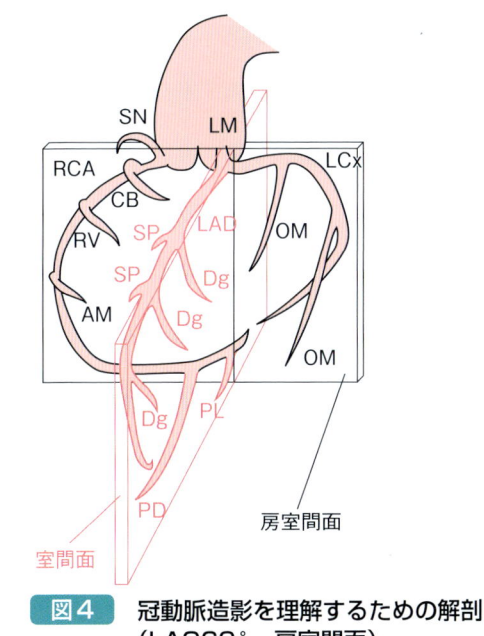

2 付録を使って撮影方向を理解しよう

※付録の使い方についてはp.56を参照してください．

❖ RCAの造影（LAO，図5）

- LAO，つまり**房室間面に直交する方向**でのRCA造影です．RCAが三尖弁の弁輪をまわるように走行しますのでアルファベットの「C」の字のように見えます．
- 右冠動脈の評価では一番標準的な方向です．

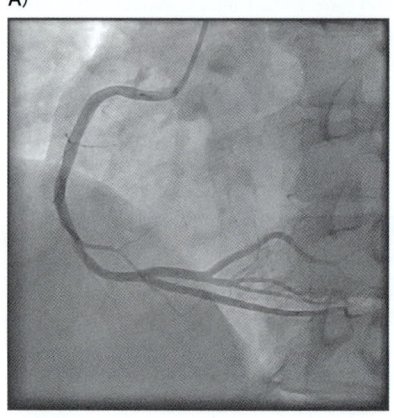

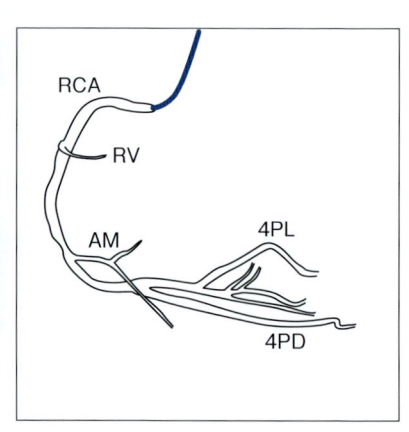

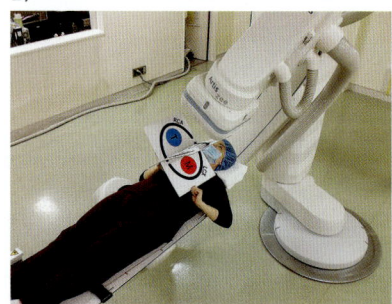

A)

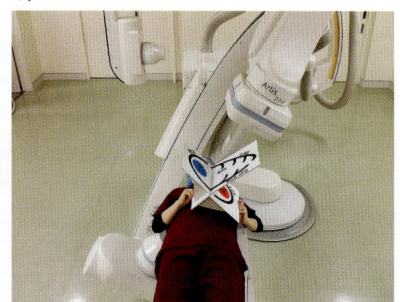

B) C)

図5　RCA：LAO view

❖ RCAの造影(RAO, 図6)

- RAO, つまり**心室間面に直交する方向**での造影です. 心室間面を走行する**後下行枝(4PD)**は長く見えます.
- 房室間面にある部分(近位部)と心室間面にある部分があるので, アルファベットの「L」の字のように見えます.

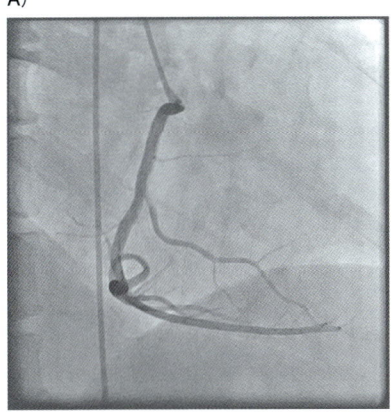

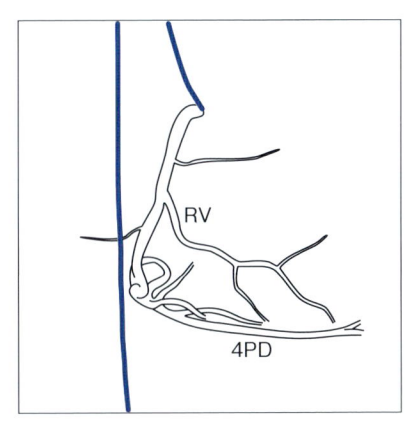

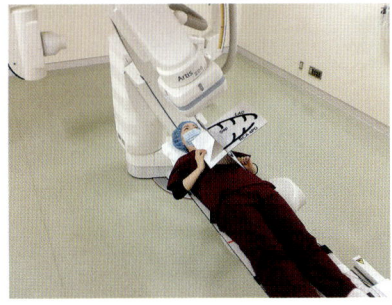

A)

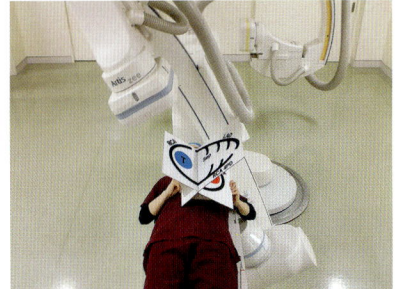

B) C)

図6 RCA:RAO view

❖ LCAの造影（LAO, 図7）

- **LAO**，つまり**房室間面に直交する方向**でのLCA造影です．LCxが僧帽弁の弁輪をまわるように走行します．
- LADはまっすぐ下方に走行します．

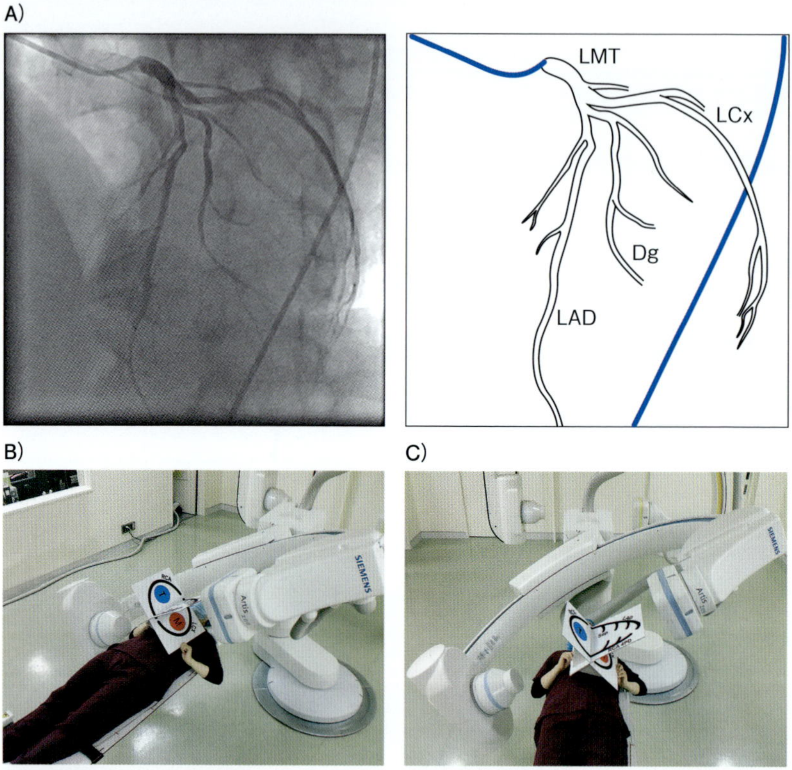

A)

B)   C)

図7　LCA：LAO view

冠動脈を立体的に理解する 第3章

❖ LCAの造影（RAO, 図8）

- RAO, つまり**心室間面に直交する方向**での造影です．前室間面を走行するLADの観察に適しています．
- LADとLCxの分離もよく，**LCAの評価には一番標準的に使われる方向**です．

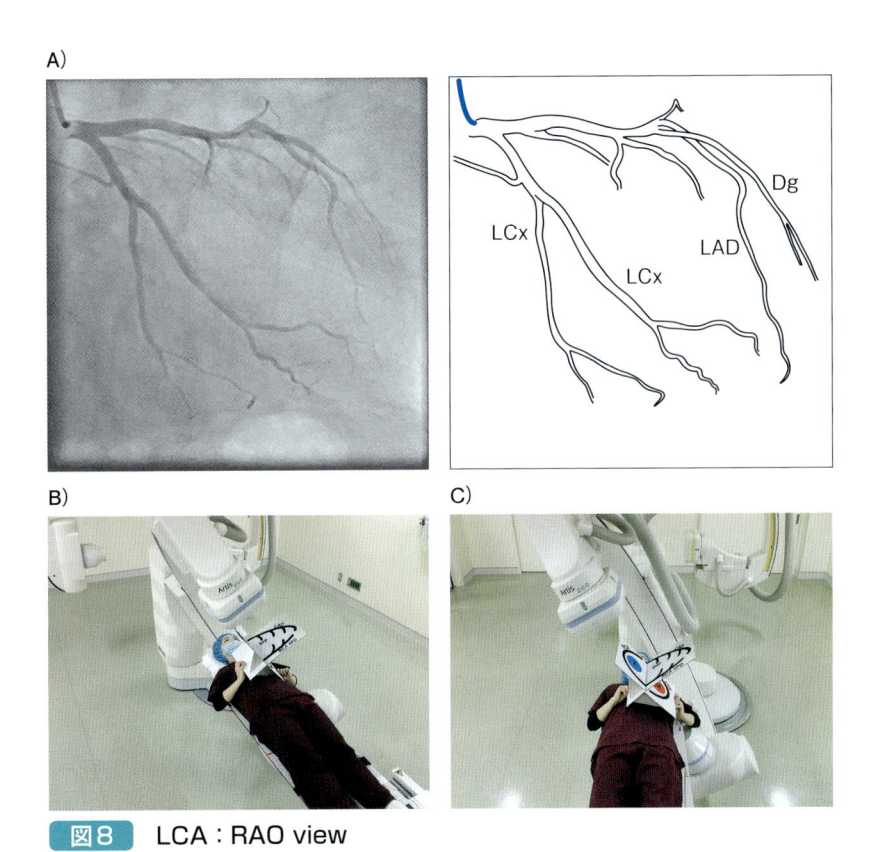

A)

B) C)

図8　LCA：RAO view

付録 撮影方向の理解に役立つ立体模型

- 付録①と②を大きな画用紙に描き，完成図の写真のように十字に交差するように組み立てます．下記の図を拡大コピーして用いてもよいでしょう．
- この模型を持ってカテ台の上に寝て，自分の身体の上に模型を置いて各方向にアームを振ってもらい，その方向での画像をイメージしながら模型と対比して考えましょう．
- 冠動脈の走行だけでなく，僧帽弁や三尖弁の位置や向き，各心腹腔の位置を立体的に考える習慣にしましょう．
- 冠動脈造影の理解力が飛躍的に高まるはずです．騙されたと思って試してみてください．
- 新人若手医師やメディカルスタッフの教育にもとても有用な模型です．ご活用ください．

付録①

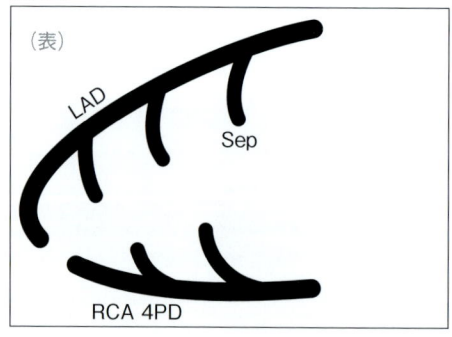

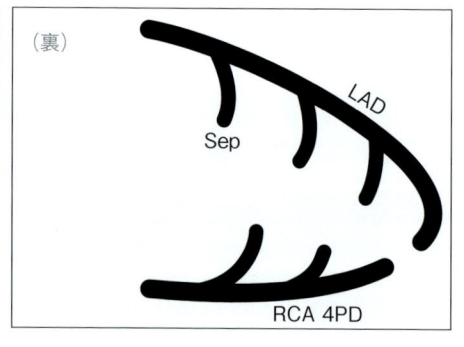

(表) LAD / Sep / RCA 4PD

(裏) LAD / Sep / RCA 4PD

付録②

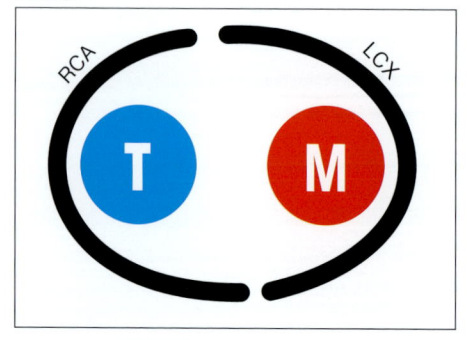

RCA / LCX / T / M

冠動脈を立体的に理解する 第3章

完成図（右側）　　　　　　　完成図（左側）

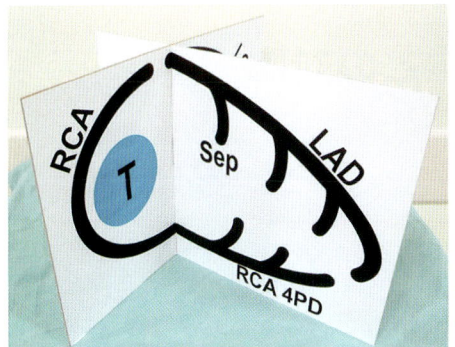

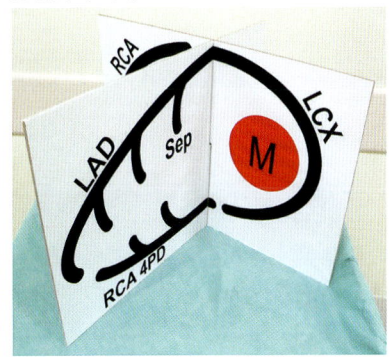

2つの面が直交するように組み立て固定しましょう．
この立体模型を用いて新人に説明すると，とても早く読影できるように成長します．

57

第3章 冠動脈を立体的に理解する

3 冠動脈CT画像との対比

1 冠動脈の起始部の構造

- 図1は左右の冠動脈起始部を通過する断面でのCT画像です．RCAは上向きに出ていることがわかります．
- 左心室造影で空気が注入される合併症が起きる場合があります（起きてはいけないことなのですが）．その空気が冠動脈に流入する場合にはRCAに流入しやすい理由がわかると思います．

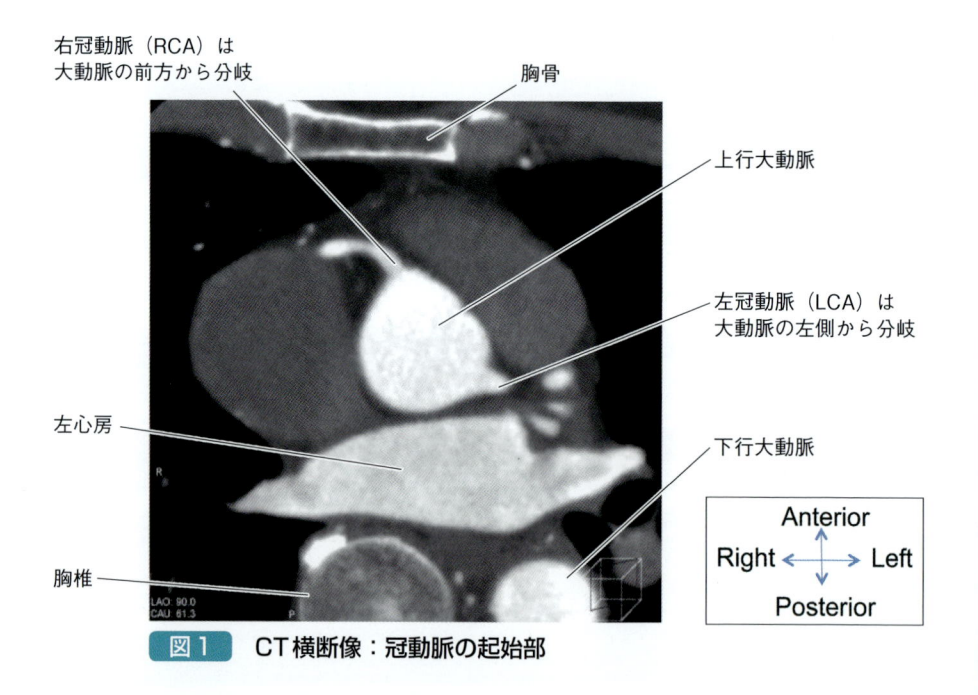

図1 CT横断像：冠動脈の起始部

（ラベル：右冠動脈（RCA）は大動脈の前方から分岐／胸骨／上行大動脈／左冠動脈（LCA）は大動脈の左側から分岐／左心房／下行大動脈／胸椎）

58　そうだったのか！　絶対読めるCAG

冠動脈を立体的に理解する　第3章

- 大動脈弁と Valsalva 洞を含む構造物を大動脈弁複合体といいます．図2はその三次元構成した CT 画像です．RCA は右冠動脈洞から，LCA は左冠動脈洞から起始します．
- RCA は上向きに起始したのちすぐに右に曲がる方向に屈曲していることに注目しましょう．

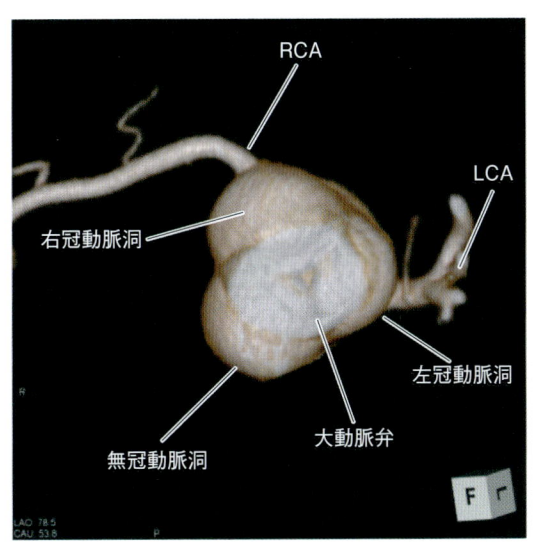

図2　3D-CT：足側から見た大動脈弁複合体

2 各方向から見た心臓表面の構造

❖ 患者の正面から見た心臓（AP-view）
- 心臓が**左側と下側に傾いている**ことがわかります（図3）．
- 画像では肺動脈がコンピュータによる処理で取り除かれています．左冠動脈の起始部は肺動脈の後方にあり正面から直接見ることはできません．

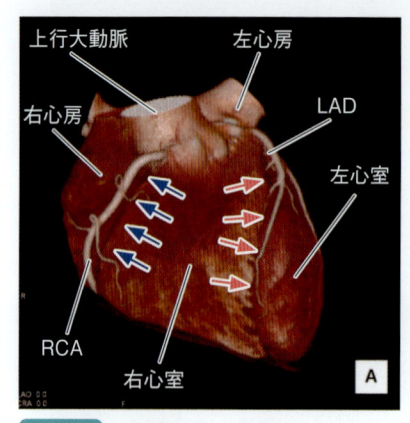

図3　心臓CT：正面

❖ 患者の右横から見た心臓（Right Lateral）
- RCAの走行は**右房室間溝**（→）に沿っていることが理解できます（図4）．
- 右房室間には三尖弁があるわけですから，RCAは三尖弁の弁輪を取り巻くように走行することがわかります．

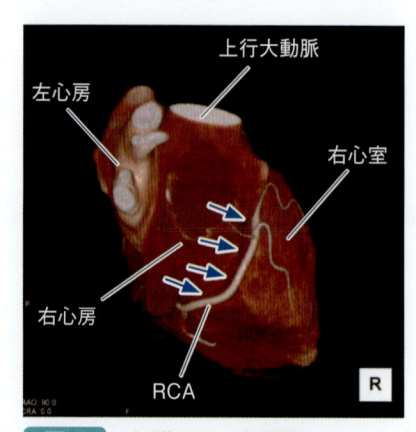

図4　心臓CT：右側面

第3章 冠動脈を立体的に理解する

❖ 患者の右斜め前から見た心臓（RAO）

- 心室中隔に直行する方向から見ていることになります（図5）．
- つまり左心室が一番長く**真横**から見る方向で，**前壁**と**下壁**が接線方向に描出され，**右側壁を正面視**することができます．

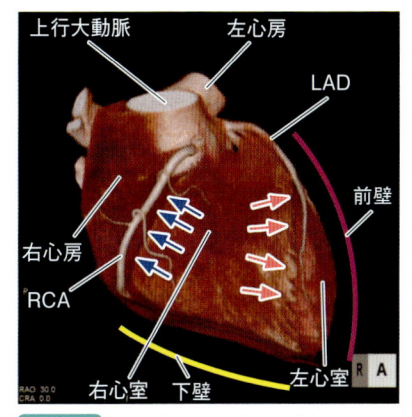

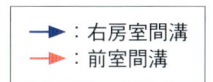

図5 心臓CT：右前斜位

❖ 患者の左斜め前から見た心臓（LAO）

- 心臓を**心尖部**から見ることができ，**右側壁**と**左側壁**が接線方向に描出され，**前壁を正面視**することができます（図6）．

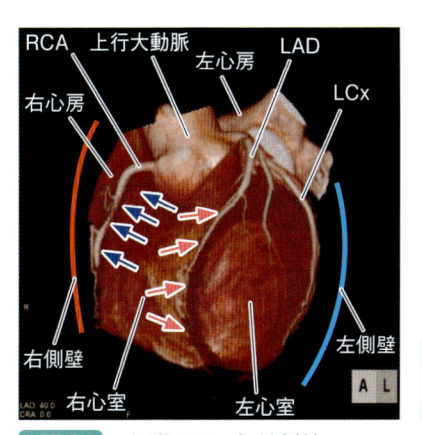

図6 心臓CT：左前斜位

❖ 患者の左斜め前の上方から見た心臓（LAO-Cranial）

- 前壁を広く真正面視できます（図7）．
- LADの走行は**前室間溝**に沿っていることが確認できます．

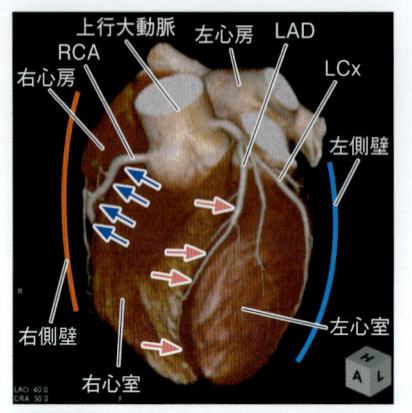

図7 心臓CT：左前斜位の頭から

→：右房室間溝
→：前室間溝

❖ 患者の左横から見た心臓（Left Lateral）

- 左側壁から下壁がよく描出され，LADとLCxが左心室を囲むように走行することがわかります（図8）．

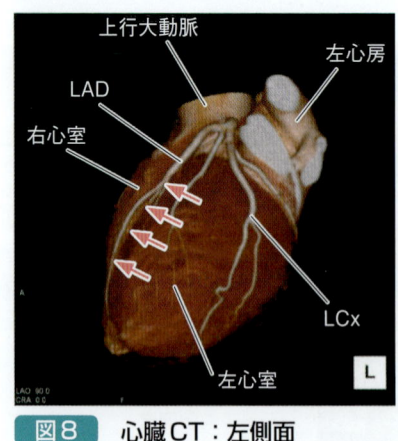

図8 心臓CT：左側面

→：前室間溝

冠動脈を立体的に理解する　第3章

❖ 患者の頭方向から見た心臓

- RCAは**右房室間溝**に沿って下行し，LADは**前室間溝**に沿って下行，LCxは**左房室間溝**を下行します（図9）．

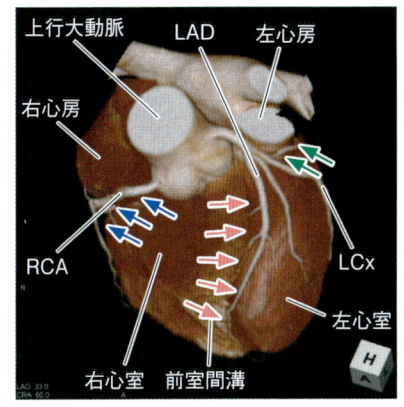

図9 心臓CT：RCAは右房室間溝を下行

❖ 患者の左後方から見た心臓

- LCxは**左房室間溝から下壁へ向かって走行**します．
- 左房室間には僧帽弁があるわけですから，**LCxは僧帽弁の弁輪を取り巻くように走行**することがわかります．
- 右房室間溝から回り込んだRCAが下壁に向かっているのがわずかに見えます．

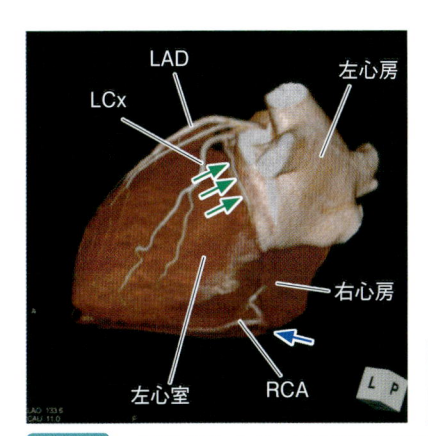

図10 心臓CT：LCxは左房室間溝から下壁

63

❖ 患者の足元から見上げた心臓

- 心臓の下壁を見上げた方向です．カテ室での冠動脈造影では撮像不可能な方向です．
- CT画像のコンピュータ処理でのみ得られる方向です．
- RCAの末梢枝（4PD）は，心十字から後室間溝に沿って心尖部へ走行します．

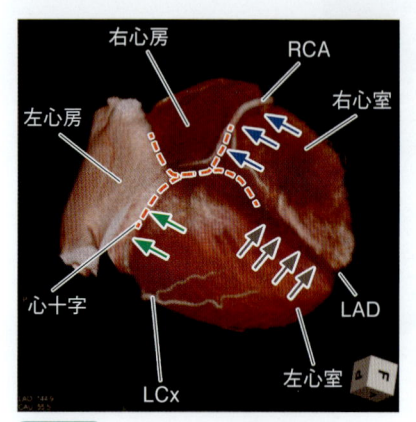

図11 心臓CT：房室間溝から心尖部
2本の赤い点線がクロスする部分が心十字．

→：左房室間溝
→：後室間溝
→：右房室間溝

❖ 心尖部から見た像（LAO-Caudal）

- LADは心室中隔を，LCxは左側壁から下壁の心筋を取り囲むように枝分かれしながら走行します．

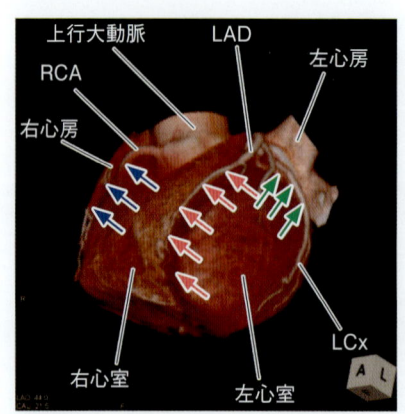

図12 心臓CT：心尖部から

→：左房室間溝
→：前室間溝
→：右房室間溝

素朴な疑問 Q&A

Q1 冠動脈は，どうして冠動脈と名付けられたのですか？

A. 心臓を人の頭に例えると，頭を取り巻くカンムリのように見えるため

- 冠動脈の「冠」は文字通りカンムリのことです．英語のcoronaryもカンムリという意味です．この意味は解剖を理解すればわかります．右冠動脈は右心耳付近を走行します．左回旋枝は左心耳付近を走行します．心臓を人の頭に例えれば左右の耳（心耳）があることになります．心尖部は心臓でとがった部位ですから顎に該当します．房室間溝を走行する右冠動脈近位部と左回旋枝近位部は，両耳から後頭部を回るカンムリのように見えることから冠動脈となったのです．

- 孫悟空が頭にはめられたカンムリは，三蔵法師が呪文をとなえると頭を強くしめつけてこらしめるそうですが，緊箍児（きんこじ）というそうです．丁度この孫悟空のカンムリのように人の頭を取り巻くので冠動脈となったわけです．心室間溝を走行する前下行枝（LAD）と右冠動脈（4PD）はカンムリから顎に向かって垂れ下がるようにつけられた飾りのイメージです．どうですか？循環器内科医には知っておいてほしいウンチクと思い紹介しました．

第4章 冠動脈の病変を読影する

1 狭窄度の評価

🔳 冠動脈造影検査の記載項目

- 虚血性心疾患は冠動脈の狭窄または閉塞に起因することが普通ですから，その**狭窄度を正しく評価**することは虚血性心疾患の診断の基本となります．
- 冠動脈造影検査の結果を実際のレポートにする場合には，**冠動脈全体の形態的変化**を簡略かつ明瞭に記載することが必要となります．
- 一般的には，**50％以上の有意狭窄**を有する冠動脈枝の病変枝数（0枝，1枝，2枝，3枝疾患）による分類に加えて，冠動脈部位ごとに，**狭窄度・病変形態・側副血行路の有無・急性冠症候群の責任病変か否か・冠動脈ステントを含む過去の治療歴**などを記載することが必要になります．
- 本稿では，その冠動脈の形態的変化のなかでも狭窄度の評価について説明します．

🔳 狭窄度の評価の方法

- 一般に，冠動脈病変の狭窄度は**目視**あるいは**定量的冠動脈造影法（QCA）**で評価します．狭窄度の程度は，図1に示す計算式を用いて前後の正常血管の内腔径に対する病変部での最小血管内腔径の比で表します．
- 定量的冠動脈造影法（QCA）は，この血管径の計測をコンピュータを用いて正確に行うものです（第4章-2で詳しく説明します）．狭窄度は実数値として算出されます．
- 肉眼的に狭窄度を計測する場合には，これらの血管径を目視により算出して評価することになります．
- ただ，目視による評価では，厳格に算出しても限界がありますから**AHA分類**を用いて表現するのが通常です．これは，表1に示すように，狭窄度を0％・25％・50％・75％・90％・99％・100％（閉塞）の**7段階**で示すものです．AHAによる分類ですから，この視覚的に7段階で示す方法は，世界的にも臨床の現場で広く受け入れられた方法と考えてもらってよいでしょう．

冠動脈の病変を読影する 第4章

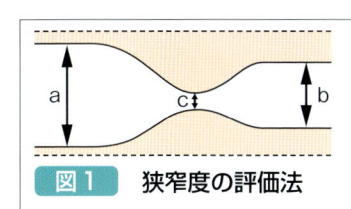

図1 狭窄度の評価法

$$狭窄度 = \left\{1 - \left(\frac{2c}{a+b}\right)\right\} \times 100 \quad (\%)$$

※ a＝狭窄直前の血管内腔径,
　b＝狭窄直後の血管内腔径,
　c＝狭窄部の血管内腔径

表1　目視による冠動脈狭窄度の評価

狭窄度の分類	実際の内腔径狭窄度
0％	なし
25％	25％以下
50％	26〜50％
75％	51〜75％
90％	76〜90％
99％	91〜99％
100％	完全閉塞

第4章　冠動脈の病変を読影する

2 定量的冠動脈造影（QCA）

▶ Movie

1 定量的冠動脈造影法（QCA）とは

- **定量的冠動脈造影法（QCA）**は，冠動脈における狭窄度を客観的に評価する手段として開発されたものです．
- QCAは，冠動脈造影を用いて冠動脈の径や長さをコンピュータで計測する手法であり，PCIにおける，バルーンやステントなどのデバイスのサイズの決定や，PCI施行後の評価ツールとして広く普及するようになりました．
- 日常臨床の現場では，通常は冠動脈の狭窄度の評価にはAHAの視覚的に7段階で表示する方法が用いられています（**第4章-1表1**参照）．しかし，客観性に乏しいため，データとして公表したり治療成績を評価したりする場合にはQCAが必須となっています．
- ここでは，QCAの原理と標準的解析の機能および手順などについて説明します．

2 QCAソフトによる自動辺縁検出

- 造影された冠動脈の画像をコンピュータに取り込み，その血管の辺縁を**自動辺縁検出機能**（edge detection algorithm）によって描きだすことによってQCAが行われます．
- 具体的には，血管画像内に開始点と終了点を決定すれば，その区間に造影濃度に従って辺縁が描かれます．図1に狭窄をもつ冠動脈の画像とQCAソフトで解析した画像を，図2に解析結果を示します．

冠動脈の病変を読影する 第4章

A）冠動脈造影像

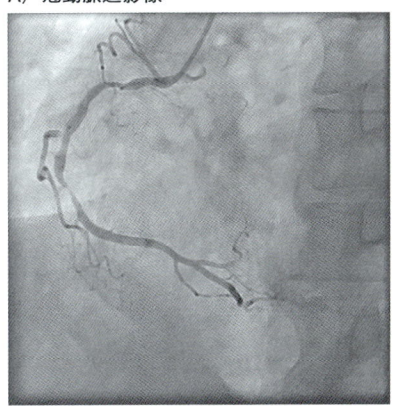

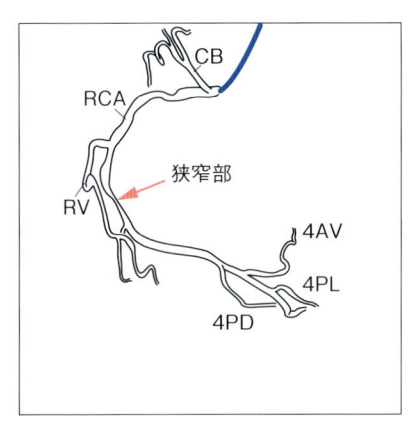

B）コンピュータによる自動辺縁検出

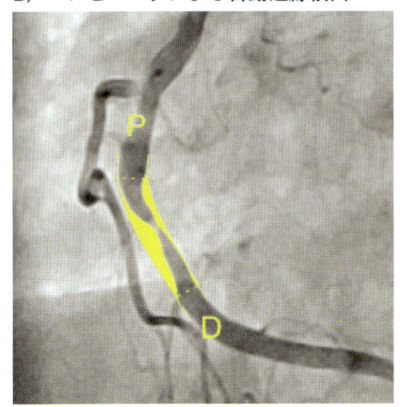

狭窄部の血管の辺縁と，狭窄がないと仮定した場合の血管辺縁がコンピュータソフトによって描出される．

C）QCAソフトによる解析の実際

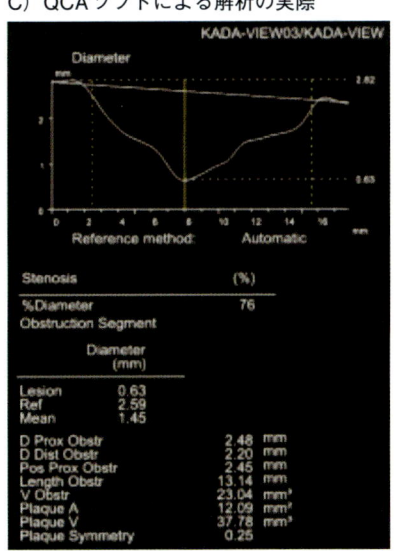

Stenosis	(%)
%Diameter	76

Obstruction Segment

	Diameter (mm)
Lesion	0.63
Ref	2.59
Mean	1.45

D Prox Obstr	2.48	mm
D Dist Obstr	2.20	mm
Pos Prox Obstr	2.45	mm
Length Obstr	13.14	mm
V Obstr	23.04	mm³
Plaque A	12.09	mm²
Plaque V	37.78	mm³
Plaque Symmetry	0.25	

上はコンピュータソフトによって描出された辺縁をグラフ化したもの．
この表記された主なデータの意味は以下の通り．

%Diameter：狭窄度　　D Prox Obstr：狭窄の近位部の径
Lesion：最小血管径　　D Dist Obstr：狭窄の遠位部の径
Ref：対照血管径　　　Length Obstr：病変長

それ以下の面積表示は血管各部の断面を円と仮定した場合の面積狭窄度を示す．

図1　QCA

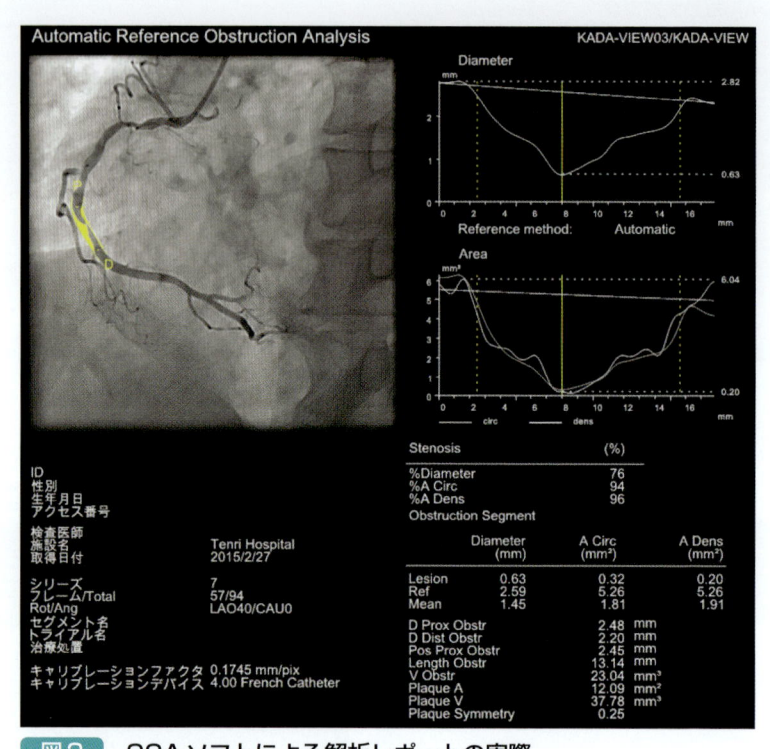

図2 QCAソフトによる解析レポートの実際

QCAの解析レポートの一例．このように狭窄部の辺縁抽出画像と解析結果が表記される．

第4章 冠動脈の病変を読影する

3 病変形態の評価

1 病変形態の重要性

- 狭窄度の評価に加えて，**狭窄部の病変の形態を観察すること**は大切です．冠動脈造影像を詳細に見ると，さまざまな局所所見が一人の患者の冠動脈内に存在することがわかります．
- 病変の形態は，**病変の長さ・狭窄の偏心性・内膜面の性状・血栓や石灰化の有無**などの観点で分類されます．また病変部に至るまでの**屈曲度**や，**入口部・分岐部病変**なども大切な所見です（表1，図1～5）．

表1　冠動脈病変の形態学的特徴

病変長	病変が最も長く見える投影で，狭窄の近位の肩（shoulder）から遠位の肩までを計測するか，狭窄度50％以上の部位の長さを計測する ・discrete（分離）狭窄長：10 mm未満 ・tubular（管状）狭窄長：10 mm以上20 mm未満 ・diffuse（びまん性）病変長：20 mm以上
入口部病変（図1）	血管の入口部より3 mm以内の部位にある病変
病変部の屈曲（図2）	狭窄より近位部の血管の中心軸と狭窄より遠位部の直線的な血管の中心軸とのなす角度を計測する ・軽　度：45°未満 ・中等度：45°以上90°未満 ・高　度：90°以上
分岐部病変（図3）	狭窄病変のなかから1.5 mmを超える径の枝が出ている場合，あるいは側枝分岐部が拡張すべき狭窄に完全に囲まれている場合
石灰化（図4）	狭窄部の血管壁に明らかな濃染像がみられるもの ・中等度：造影剤の注入前に心臓の運動によってのみ鑑別できる ・高　度：造影剤の注入前に心臓の動きによらず，放射線不透過像が鑑別できる
完全閉塞	造影剤が完全に途絶する場合
血栓（図5）	血管内に明らかな辺縁を有する陰影欠損がみられる場合で，多くは隣接の壁から離れて存在する．造影剤のステインはあってもなくてもよい
病変近位部の屈曲度	病変近位部の血管の蛇行の程度 ・中等度：狭窄の近位部に75°以上の屈曲が2つあるもの ・高　度：狭窄の近位部に75°以上の屈曲が3つ以上あるか，90°以上の屈曲が2つ以上あるもの

第4章 冠動脈の病変を読影する

- このように病変形態が問題となるのは，その形態の所見によってPCI手技の困難さ，遠隔期の再狭窄率などが予見できるからです．逆にいえば，PCIの合併症を減らし成功率を高めるには，適切に病変形態を評価することが基本になります．
- 冠動脈病変は三次元の立体のなかに位置するので，この形態診断にあたっては一方向のみからの観察ではなく複数方向からの観察所見を総合することが大切です．

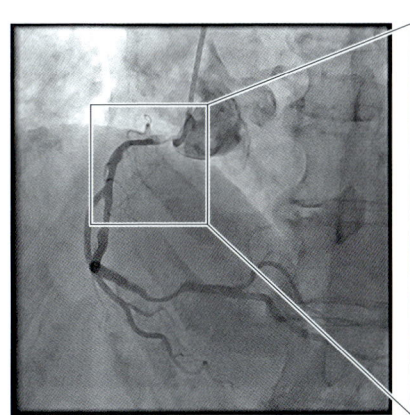

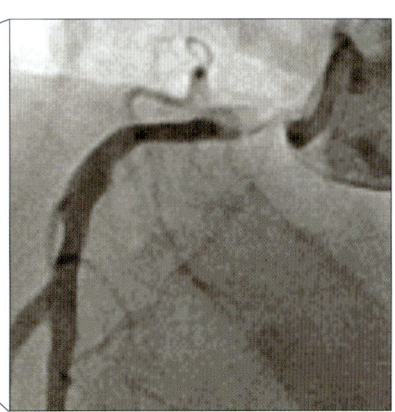

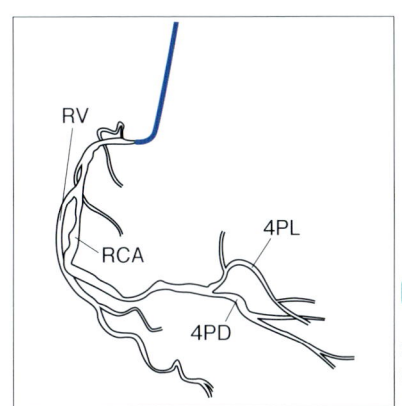

図1　入口部病変の造影所見（LAO）

右冠動脈に入口部病変があり，その狭窄部位を拡大したもの．入口部病変はPCI後の再狭窄率が非常に高い部位として知られている．

73

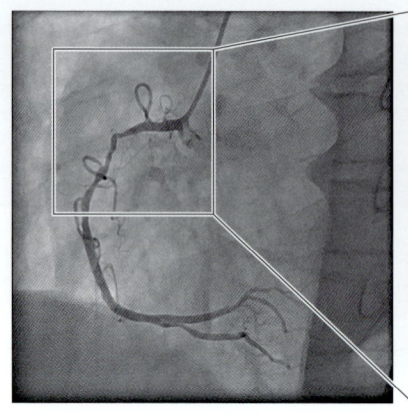

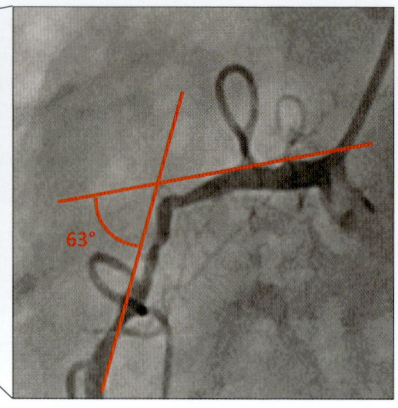

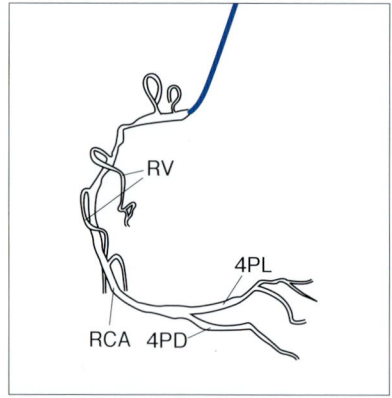

図2 屈曲部病変の造影所見（LAO）

右冠動脈の近位部に屈曲病変がある．屈曲度を計測すると63°で中程度の屈曲性病変と分類される．

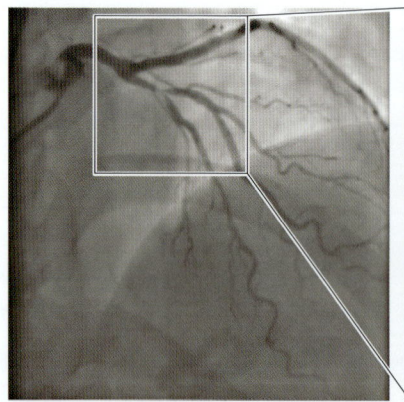

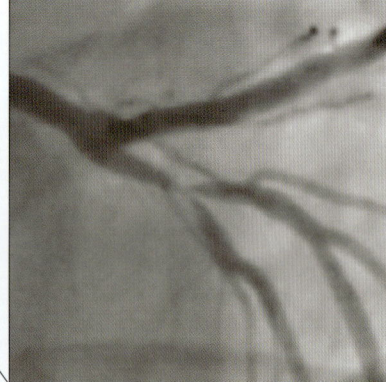

図3 分岐部病変の造影所見（LAO-Cranial）

左冠動脈前下行枝と対角枝の分岐部に病変がある．本幹の分岐部前後に加えて側枝である対角枝の付け根にも狭窄がある．このように分岐に関与するすべての部分に狭窄がある場合に真の分岐部病変という（第4章-6参照）．

冠動脈の病変を読影する 第4章

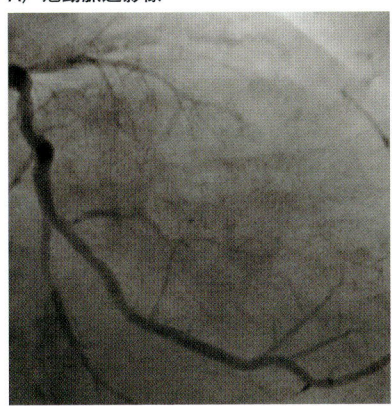

A）冠動脈造影像　　　　　　　　B）左の冠動脈造影症例のCT画像

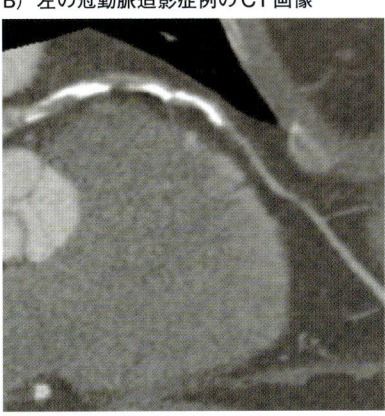

図4　石灰化病変の造影所見（RAO-Caudal）
左冠動脈前下行枝（LAD）が閉塞している症例．閉塞したLADの末梢には回旋枝から側副血行路があり造影されていて，閉塞部に石灰化があるのが冠動脈造影でもわずかに同定できる．これをCT画像でみると石灰化があることが明瞭になる．

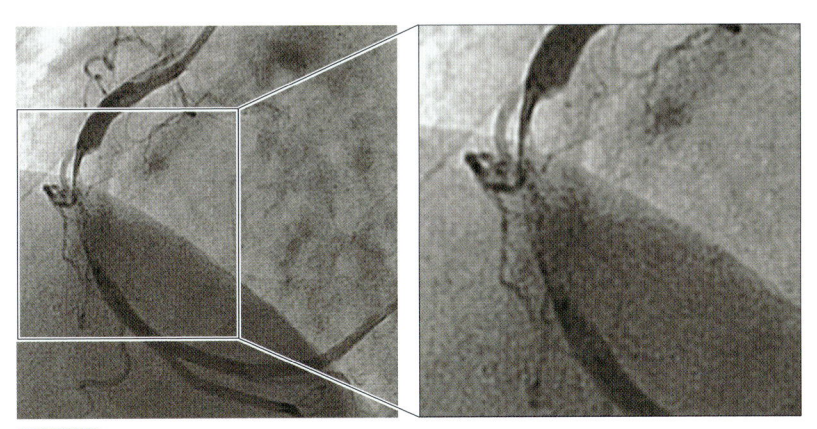

図5　血栓性病変の造影所見（LAO）
右冠動脈が血栓性病変により狭窄している．血栓の部分を拡大したのが右の写真である．血栓にわずかにだが造影剤が浸みこんでいるのがわかる．

75

2 冠動脈病変の形態によるPCIリスクの評価

- 虚血性心疾患の治療法としてPCI治療が一般的となり，そのリスクを評価する必要が出てきました．現在も表2に示す**ACC/AHAの形態分類法**[1]が広く用いられています．
- このPCI治療リスクの評価法は，ステントが用いられる以前のバルーン治療のみの時代におけるNHLBI PTCA Registryのデータに基づいて作成されたものですが，薬剤溶出性ステントが標準的になった今でも汎用されています．
- 本法では，PCI手技に際するリスクに応じて，病変を以下の4段階に分類します．
    - ▶ 低リスク　　：**タイプA型病変**
    - ▶ 中等度リスク：タイプB型病変
      ※表2の基準に1つのみ当てはまる場合：**タイプB1型病変**
      ※表2の基準に2つ以上当てはまる場合：**タイプB2型病変**
    - ▶ 高リスク　　：**タイプC型病変**

《文献》

1) Smith, SC, et al：ACC/AHA Guidelines for Percutaneous Coronary Intervention（Revision of the 1993 PCI Guideline）．Circulation, 103：3019-3041, 2001

表2　ACC/AHAの形態分類法

低リスク（A型病変）

- 限局性病変（＜10 mm）
- 病変への到達が容易
- 辺縁は整
- 非完全閉塞病変
- 非分岐部病変
- 同心性病変（concentric）
- 病変部での屈曲が軽度（＜45°）
- 石灰化なしか軽度
- 非入口部病変
- 血栓なし

中リスク（B型病変）

- 円筒状病変（10～20 mm）
- 近位部が中等度の屈曲
- 辺縁不整
- 3カ月以内の慢性完全閉塞病変（CTO）
- 入口部病変
- 少量の病変
- 偏心性病変（eccentric）
- 病変部が中等度の屈曲あり
- 石灰化が中等度か高度
- 分岐部病変（2本のワイヤーが必要）

高リスク（C型病変）

- びまん性病変（＞20 mm）
- 病変部が高度の屈曲
- 3カ月以内の慢性完全閉塞（CTO）
- ワイヤーで保護が不可能な分岐部病変
- 変性した静脈グラフト
- 近位部が高度の屈曲

文献1より引用

第4章 冠動脈の病変を読影する

4 TIMI grade

1 再開通した冠動脈の評価法

- 急性心筋梗塞の治療では**閉塞した冠動脈を一刻も早く再開通させることが治療の目標**となります．
- 冠動脈造影によって再開通の程度を評価する方法が**TIMI grade**と**Blush score**です．
- まずTIMI gradeについて解説します．1985年に米国で血栓溶解療法の有効性を評価するために，TIMI（thrombolysis in myocardial infarction）試験という大規模研究が行われました[1]．その試験のため規定された，再開通療法後の梗塞責任血管の冠血流評価法がTIMI gradeです．TIMI試験終了後も，世界的に定着し現在広く日常臨床で用いられています．
- 4段階の評価法で「0」が一番悪く「3」が最も良好な再開通が得られていることを示します（表1，図1）．
- **急性心筋梗塞患者の予後や，左心機能に影響を与える重要な指標**として広く用いられています．

表1 TIMI grade

Grade 0（図1A）	造影剤が閉塞部より先に通過しないもの
Grade 1（図1B）	造影剤が閉塞部を通過するが，停滞がみられ，末梢が完全には造影されないもの
Grade 2（図1C）	造影剤が閉塞部を通過し，末梢まで造影される．しかし，閉塞部末梢への造影剤の流入や流出の速度が非閉塞部位（対側の冠動脈や梗塞責任血管閉塞部の近位部）とくらべ遅く，閉塞部末梢では造影が遅延するもの
Grade 3（図1D）	造影剤が閉塞部を通過し，末梢まで造影される．閉塞部末梢への造影剤の流入や流出の速度が，非閉塞部と同等であること

2 TIMI grade による再開通の評価

- 心臓の表面（心外膜）を走行する肉眼で観察可能な太さの冠動脈において，閉塞部の血流再開の程度を評価するものです．
- TIMI grade は梗塞責任冠動脈における**血流遅延の程度から冠動脈血流を推定するもので，冠動脈の狭窄度とは関係しない**ことに注意しましょう．
- **TIMI grade3 を達成した場合に再開通の成功**と定義することが一般的です．以前には，TIMI grade0 または1を再開通不成功，TIMI grade2 または3を成功と定義していました．しかし，TIMI grade2 の予後は TIMI grade0 または1と同様に不良であることが明らかとなり，TIMI grade3 の達成をもって再開通成功とすることが定着しました．

《文献》

1) The TIMI Study Group：The Thrombolysis in myocardial infarction（TIMI）trial Phase I findings. N Engl J Med, 312：932-936, 1985

A）TIMI grade0〔RCA（LAO）〕

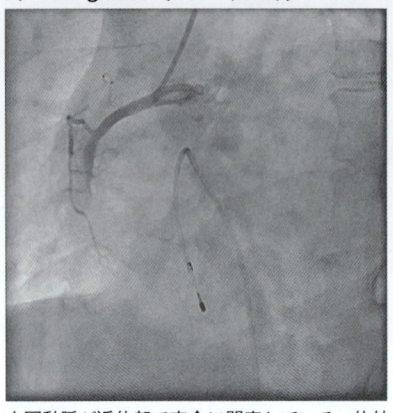

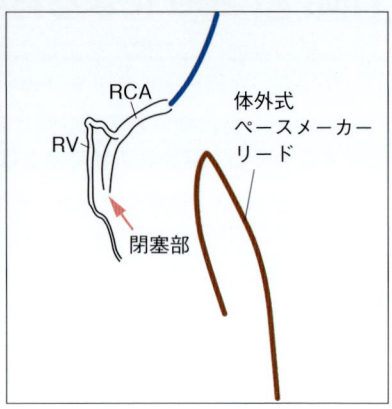

右冠動脈が近位部で完全に閉塞している．体外式ペースメーカーのリードが見える．急性心筋梗塞で完全房室ブロックに陥っていることが推察される．

B）TIMI grade1〔RCA（LAO）〕

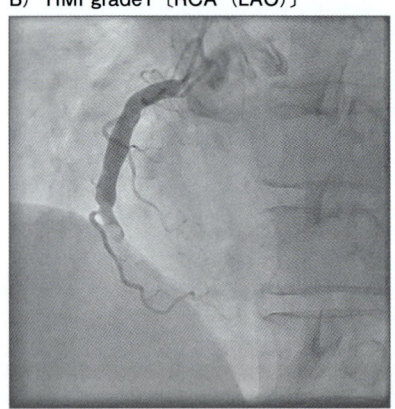

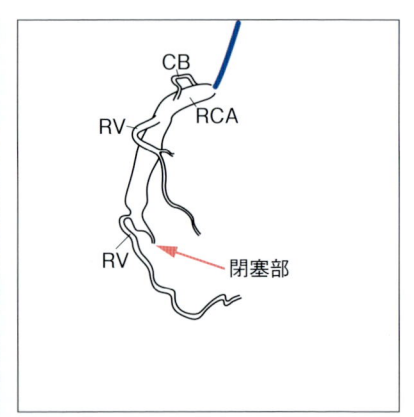

閉塞部から造影剤が浸み込むように閉塞部にわずかに流入している．

図1　TIMI grade0〜3の造影所見

第4章 冠動脈の病変を読影する

C) TIMI grade2〔RCA（LAO）〕

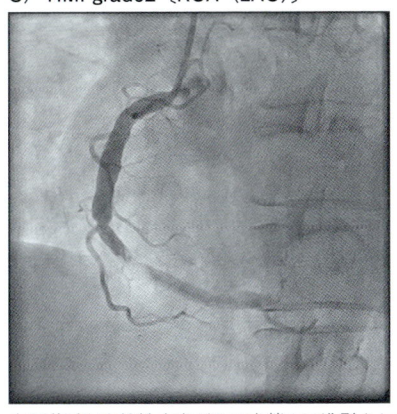

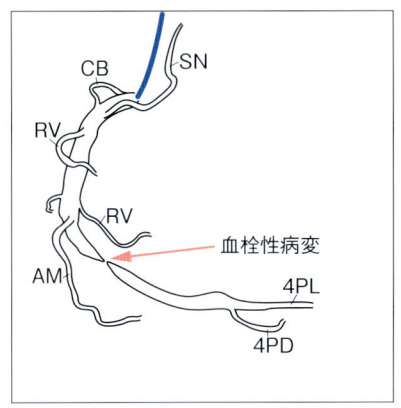

右冠動脈に血栓性病変があり末梢まで造影されているが，造影遅延がある．

D) TIMI grade3〔RCA（LAO）〕

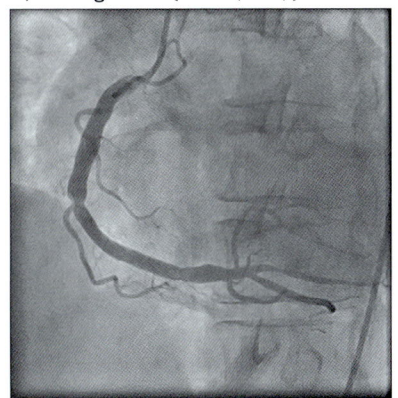

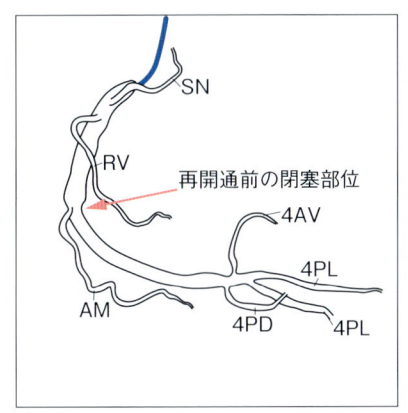

血栓が消失し，造影剤により，スムーズに末梢まで造影される．

図1 TIMI grade0〜3の造影所見（つづき）

第4章 冠動脈の病変を読影する ▶ Movie

5 Blush score

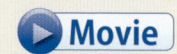

1 Blush scoreによる微小循環の評価

- 再開通療法により心臓表面の肉眼で観察可能な太さの冠動脈がTIMI grade 3の流れを回復しても，微小血管レベルでの末梢循環血流の回復が得られず，梗塞サイズが大きいために心機能が不良になる症例があります．
- これは**心筋を灌流する微小循環レベルでの障害**が原因です．この微小循環を造影所見から評価する方法が**Blush score**です（表1，図1〜4）．造影剤による心筋染影濃度に基づく微小循環評価法でMyocardial blush score とよばれることもあります．これは，1998年にVan't Hofらによって提唱された定義で，広く用いられています[1]．
- 4段階の評価法で「0」が一番悪く，「3」が最も良好な微小循環が得られていることを示します．

表1　Blush score[1]

Grade 0（図1）	造影剤によるすりガラス様の染まり（blush）が認められないもの
Grade 1（図2）	Blushをわずかに認めるもの
Grade 2（図3）	Blushを中等度に認めるが，非閉塞部とくらべ薄いもの
Grade 3（図4）	Blushを認め，非閉塞部と同等に濃いもの

RCA（LAO）

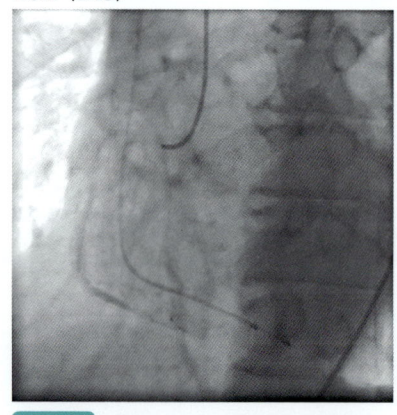

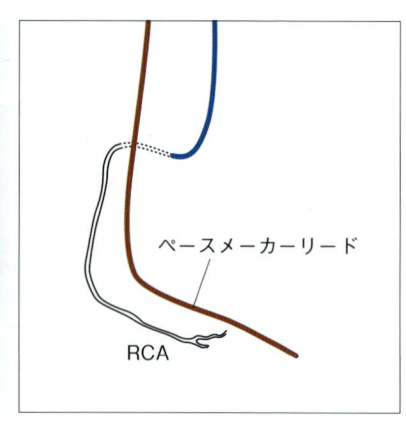

図1　Blush score Grade0
急性心筋梗塞患者で何とか再開させ遠位部まで造影されているが，blushが全く認められない．これは冠微小循環への血流がない状態であることを示している．

冠動脈の病変を読影する **第4章**

RCA（LAO）

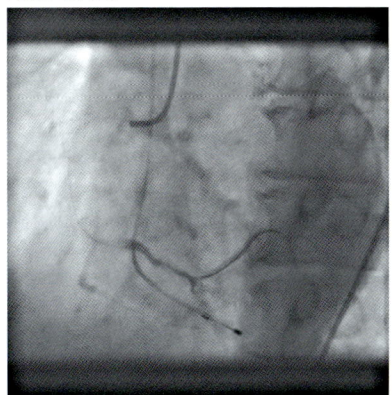

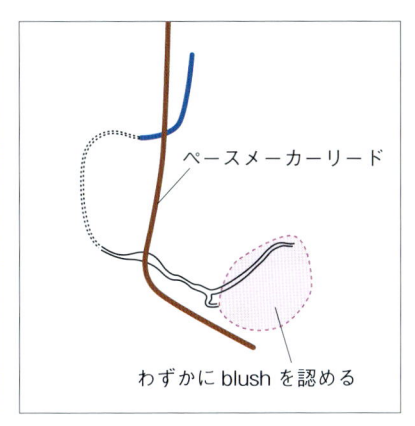

図2 Blush score Grade1
図1のBlush score Grade0の状態から10分間を経た後の造影. 遠位部にわずかにblushが認められる. 冠微小循環が少し回復したことを示している.

RCA（LAO）

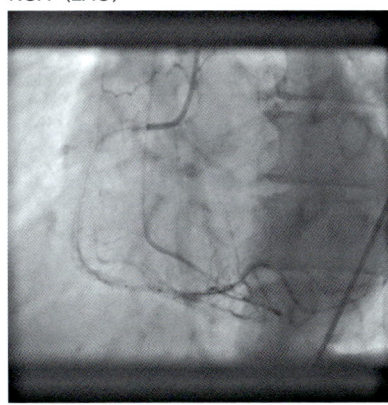

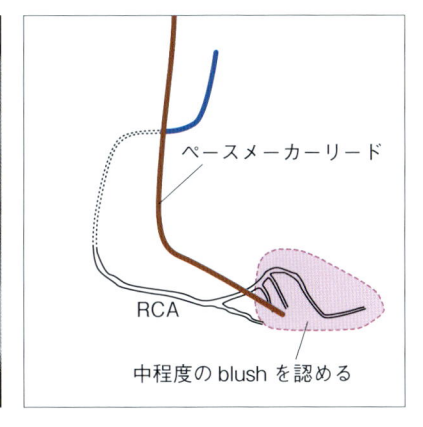

図3 Blush score Grade2
図2のBlush score Grade1の状態から, さらに10分間を経た後の造影. blushがさらに濃くなっている. 冠微小循環が少し改善してきていることを示している.

A) RCA (LAO)

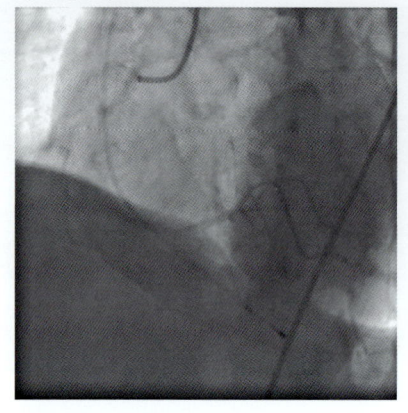

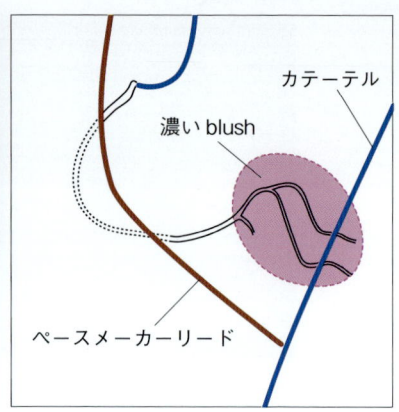

B) RCA (RAO)

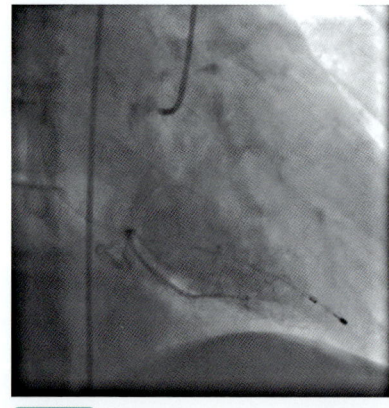

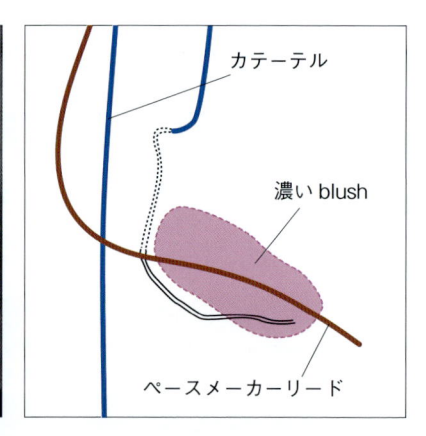

図4 Blush score Grade3
図3のBlush score Grade2の状態から，さらに15分間を経た後の造影．blushが十分に濃くなっている．冠動脈造影時の心筋濃染が正常になっている．冠微小循環が正常化してきていることを示している．

2 Blush scoreの活用例

- 急性心筋梗塞への再開通療法（primary PCI）の目標は，**放置すれば壊死に至る虚血に陥った心筋を救済し保護すること**です．責任冠動脈のTIMI grade3達成だけでなく，末梢の微小循環を改善することが慢性期の左心機能や予後に大きく関係します．
- この目的のために，血栓吸引カテーテルや末梢保護デバイスとしてFiltrap®などのフィルターネットなどが用いられます．このような場合に有用な末梢の微小循環の指標がBlush scoreです．

《文献》

1) Van't Hof, AW, et al：Angiographic Assessment of Myocardial Reperfusion in Patients Treated With Primary Angioplasty for Acute Myocardial Infarction：Myocardial Blush Grade. Circulation, 97：2302-2306, 1998

One-point Advice　スペルにご注意！

Blush scoreを表記する際に，Brush scoreと誤記しているのをよく見かけます．日本語でいうブラシのスペルはbrushで，ブラシの刷毛目のイメージと末梢の造影剤での染まりが似ているために起きた誤りと思われます．刷毛のブラシとBlush scoreに関係はありません．ご注意を！

第4章 冠動脈の病変を読影する

6 分岐部病変の読影（Medina分類）

1 Medina分類による分岐部病変の分類

- 冠動脈は分岐をくり返しながら進みます．分岐部では乱流が生じることから血管内皮が障害されやすく，これをきっかけとして動脈硬化が進行しやすいのです．つまり**冠動脈の狭窄は分岐部に多い**ことを意味します．
- 一方でステントを用いて治療を行う際には，分岐部病変は問題となります．ステントの構造上，本幹を治療すればステントの側枝の血流が低下することが多いからです．
- 分岐部の病変の分類をするために，分類システムが開発されており，そのなかでも代表的なものがメディナ（Medina）分類（図1）です．
- Medina分類によれば，分岐部病変は，本幹血管の近位病変・本幹血管の遠位病変・分岐血管病変の3つの型に分類されます．
- この病変のなかのうちのいずれか1つに当てはまる場合には，文字「1」が割り当てられ，そうでない場合には，「0」が割り当てられるルールです．例えば，病変（1,0,1）は，本幹血管の近位病変があり，分岐血管には病変があるが，分岐部より遠位の本幹血管には病変はないということを示しています．

2 真の分岐部病変（true bifurcation lesion）

- Medina分類で（1,1,1）と示される分岐部病変を**真の分岐部病変**とよび，PCIが特に難しいとされます（図2）．
- 左主幹部と左前下行枝そして回旋枝で構成される分岐部では，左主幹部と左前下行枝に向けてを本幹として，回旋枝は側枝として扱われるのが通常です．この部位に（1,1,1）の真の分岐部病変がある場合にはPCIよりもCABG手術のほうが望ましいとされています．

冠動脈の病変を読影する 第4章

①本幹血管の近位病変＞50％：0 or 1
②本幹血管の遠位病変＞50％：0 or 1
③分岐血管病変＞50％：0 or 1

1,1,1　　1,1,0　　1,0,1　　0,1,1

1,0,0　　0,1,0　　0,0,1

図1　Medina分類

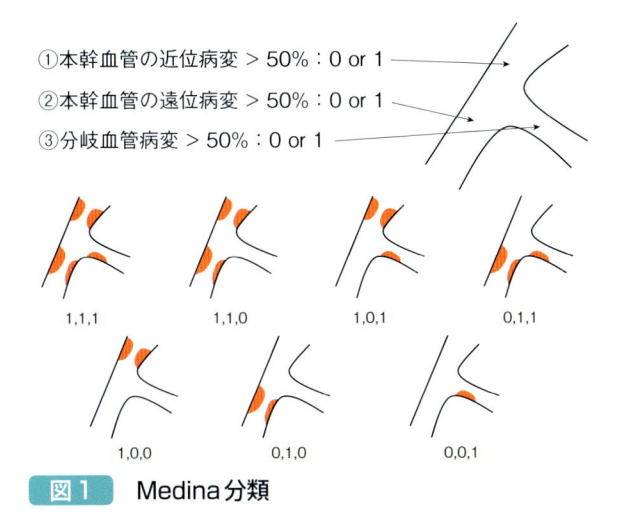

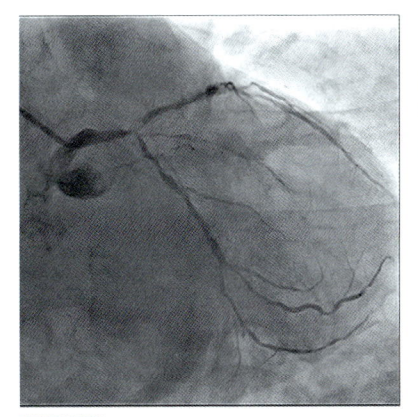

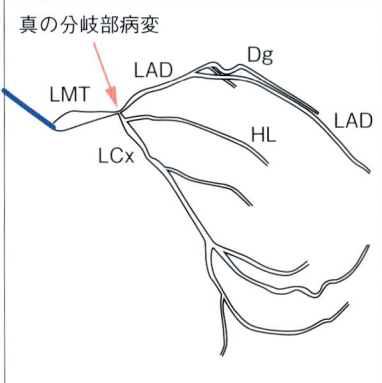

真の分岐部病変
LMT　LAD　Dg
LCx　HL　LAD

図2　LMT（1,1,1）三菱マーク（AP-Caudal）

87

第4章　冠動脈の病変を読影する

7 側副血行路（Rentrop分類）

▶ Movie

1 側副血行路とは

- 冠動脈が高度狭窄さらには閉塞をきたしている場合に，狭窄部や閉塞血管の末梢側の血流が他の冠動脈から流入した造影剤によって描出される場合があります．その経路を**側副血行路**といいます．
- **側副血行路の有無**だけでなく，その程度や供給血管の狭窄の有無などの情報も冠動脈血行再建法の選択や治療を行うために重要です．そのために適切な造影とその評価が重要となります．
- さらには，**慢性完全閉塞病変のPCI**に際してRetrograde approachで側副血行路を利用してPCIを行うようになりました．このため側副血行路を評価する重要性が増しています．
- 側副血行路の造影・分類・慢性完全閉塞病変の治療にあたっての側副血行路の意義などについて整理しましょう．

2 側副血行路のRentrop分類

- 側副血行路の程度を評価する分類としてRentrop分類があります（表1，図1〜7）．

3 供給血管による分類

- 側副血行路は，その供給血管によって分類されます．
  - ▶ **冠動脈内側副血行路**（intra-coronary channel）：同側の冠動脈からの側副血行路（図3, 5, 7, 9）
  - ▶ **冠動脈間側副血行路**（inter-coronary channel）：他側の冠動脈からの側副血行路（図1, 2, 4, 8〜10）
  - ▶ **ブリッジ側副路**（bridge collateral）：同側の冠動脈からの側副血行路ではあるが閉塞冠動脈の血管内血管が発達したもの．一見，閉塞していないように見える場合があるので注意深く観察することが重要です（図6）．

冠動脈の病変を読影する 第4章

4 経路による分類

- 側副血行路は，その経路によっても分類されます．この評価はRetrograde approachでのPCIでは特に重要となります．
- **心室中隔経由**（septal channel）以外は側副血行路が心臓の表面を走行する**心外膜経由**（epicardial channel）となります．
  - ▶ 心室中隔経由（図1, 10）
  - ▶ 心尖部経由（図3, 4）
  - ▶ 右室表面経由（図6）
  - ▶ 左室表面経由（図8, 9）
  - ▶ 心房表面経由（図2, 5, 7, 9）

表1　Rentrop分類

Grade 0	側副血行路なし
Grade 1	受容血管（recipient artery）の枝までは造影されるが，心外膜側の本幹までは造影されない
Grade 2	recipient arteryの本幹の一部が造影される
Grade 3	recipient arteryの本幹が十分に造影される

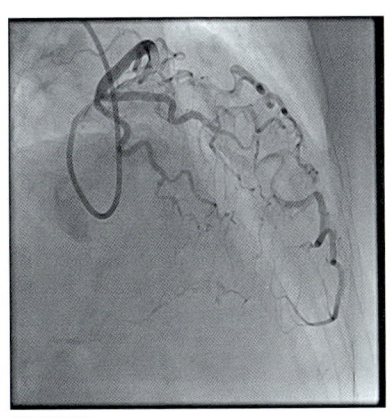

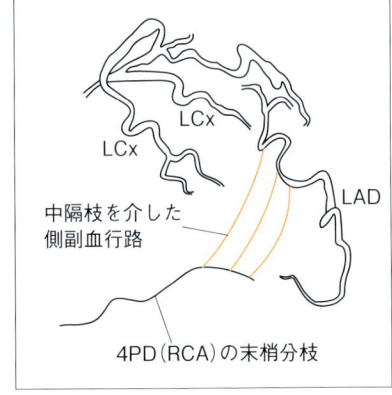

図1　Rentrop分類 Grade1（心室中隔経由）
- 左冠動脈から右冠動脈に心室中隔経由で側副血行が供給されている．
- この造影は左冠動脈造影だが，右冠動脈に閉塞または高度狭窄があることが示唆される．
- 側副血行路を受容する右冠動脈は本幹までは造影されず，末梢分枝までしか造影されていないのでGrade1と分類される．
- 側副血行路に造影剤が到達するのを待ったために，左冠動脈の造影剤は流れ去って造影が薄くなっている．左冠動脈には狭窄はない．

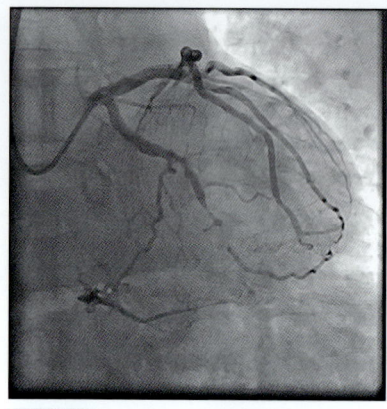

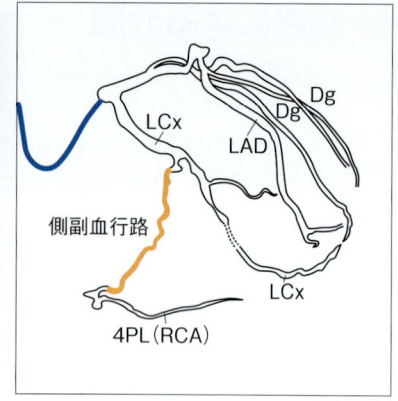

図2　Rentrop分類 Grade2（心房表面経由）
・左冠動脈回旋枝から右冠動脈4PLに心外膜経由（左心房表面）で側副血行路が供給されている．
・側副血行路を受容する右冠動脈は本幹の一部の4PLが造影されているのでGrade 2と分類される．
・この造影は左冠動脈造影であるが，右冠動脈に閉塞または高度狭窄があることが示唆される．
・左冠動脈回旋枝の末梢にも狭窄病変がある．

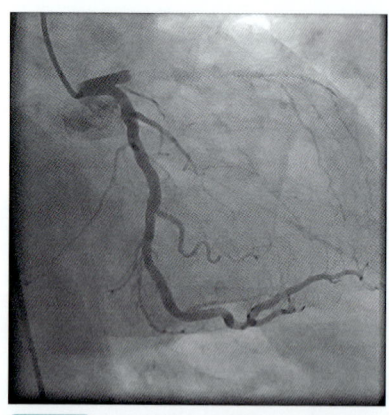

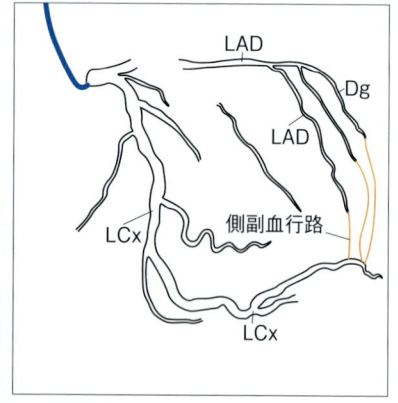

図3　Rentrop分類 Grade3①（心尖部経由）
・左冠動脈前下行枝の近位部が完全閉塞している．
・左冠動脈回旋枝の末梢から左前下行枝と対角枝の末梢に，左冠動脈内側副血行路が心尖部にある．
・前下行枝の本幹が十分に造影されているので，Grade3と分類される．

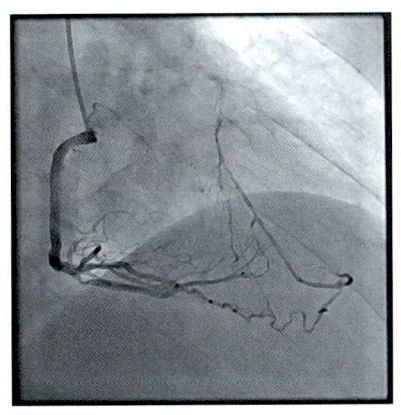

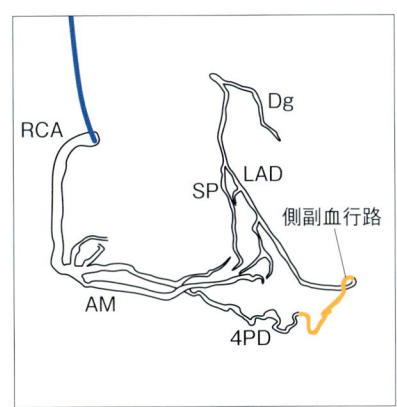

冠動脈の病変を読影する **第4章**

図4 Rentrop分類 Grade3②（心尖部経由）
・左冠動脈前下行枝が完全閉塞している．
・右冠動脈の末梢から左前下行枝の末梢に，心外膜経由の側副血行路が心尖部にある．
・前下行枝の本幹が十分に造影されているので，Grade3と分類される．

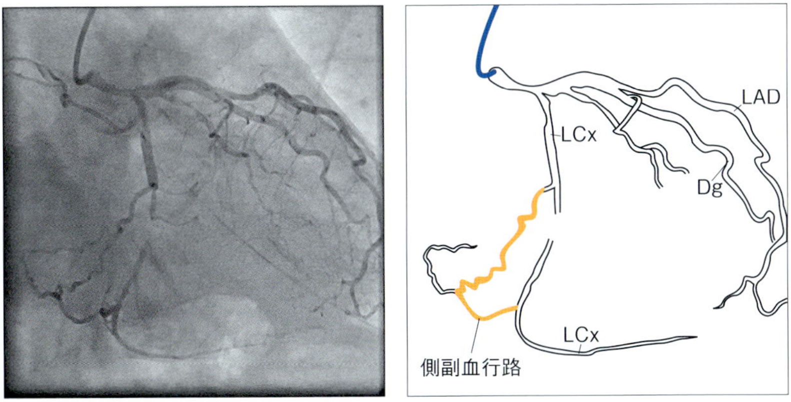

図5 Rentrop分類 Grade3③（心房表面経由）
・左冠動脈回旋枝が完全閉塞している．
・左冠動脈回旋枝の心房枝から閉塞部の末梢に，左冠動脈内側副血行路がある．
・回旋枝の本幹が十分に造影されているので，Grade3と分類される．

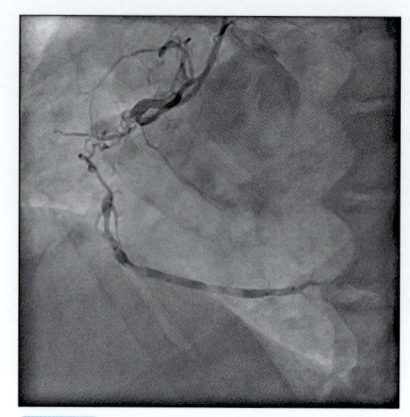

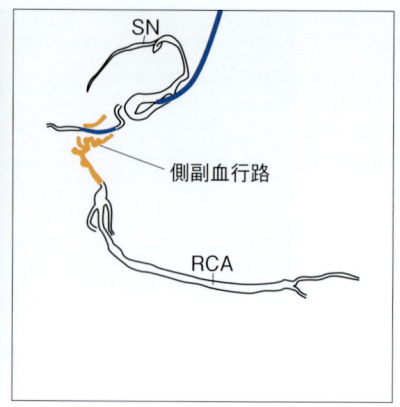

図6　Rentrop分類 Grade3④（右室表面経由）
・右冠動脈の本幹が近位部で完全閉塞している．
・右冠動脈の閉塞部の血管内血管が発達しネットワーク状に側副血行路があり，ブリッジ側副路と呼ばれる．
・右冠動脈の閉塞部より末梢の本幹が十分に造影されているので，Grade3と分類される．

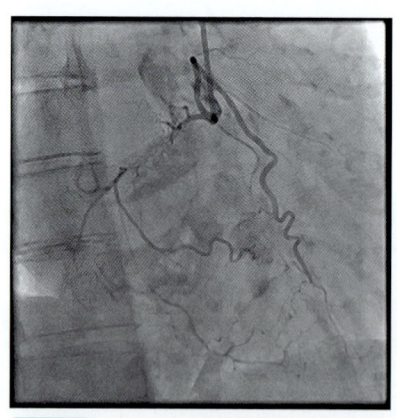

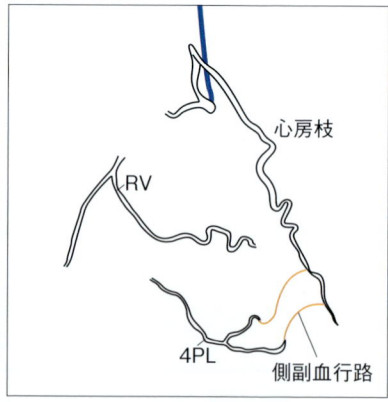

図7　Rentrop分類 Grade3 Kugel's artery（心房表面経由）
・右冠動脈の本幹が近位部で完全閉塞している．
・右冠動脈の心房枝から右冠動脈の房室結節枝に，右冠動脈内側副血行路がある．
・この側副血行路はKugel's arteryと名付けられており，閉塞部より末梢の本幹が十分に造影されているので，Grade3と分類される．

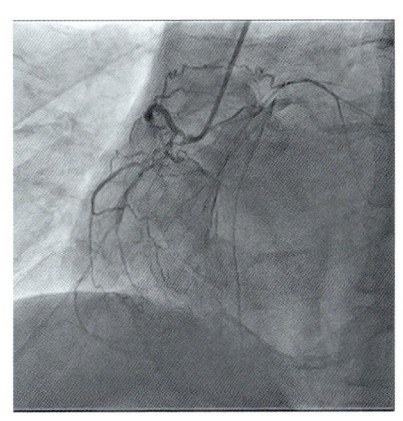

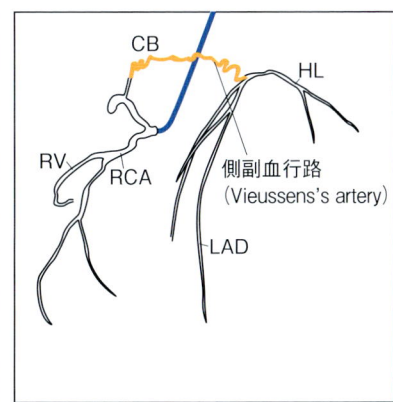

冠動脈の病変を読影する **第4章**

図8 Rentrop分類 Grade3 Vieussens's artery（左室表面経由）
・右冠動脈の円錐枝（CB）から左冠動脈前下行枝が造影されている．
・左冠動脈前下行枝が近位部で完全閉塞していると推察される．
・この側副血行路は Vieussens's artery と名付けられており，閉塞部より末梢の本幹が十分に造影されているので，Grade3 と分類される．

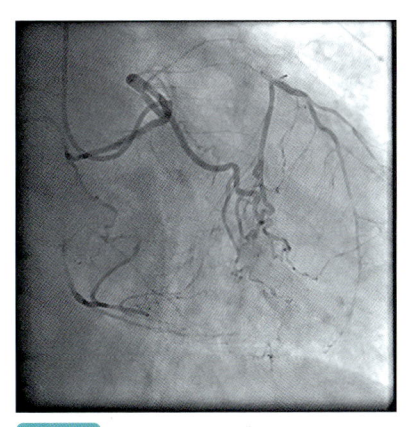

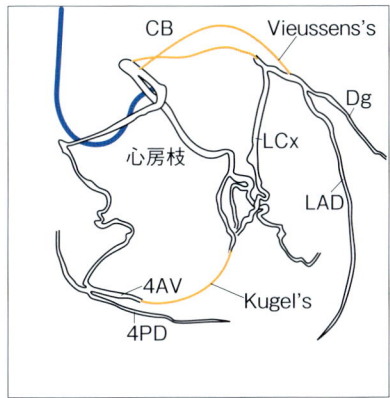

図9 Rentrop分類 Grade3 Kugel's+Vieussens's artery（心房表面経由）
・右冠動脈と左冠動脈前下行枝がともに近位部で完全閉塞している症例の右冠動脈造影である．
・Kugel's artery を介して右冠動脈の閉塞の遠位部が，Vieussens's artery を介して左前下行枝が造影されている．
・冠動脈内側副血行路と冠動脈間側副血行路が同時に認められる症例である．
・このような複雑な冠動脈像を示す重症例でも正確に読影できるようになる必要がある．

3 QCAで計測される値 (図3)

最小血管径 (minimal lumen diameter：MLD)
- 最も狭窄が強い部位の血管径のことです．複数の方向から見て最少の値を示す方向で計測します．

対照血管径 (reference diameter：RD)
- 狭窄の前後の正常と思われる血管径から推測される，MLD部位での**狭窄がないと仮定した場合の血管径**のことです．

狭窄度 (diameter stenosis)
- 対照血管径と最小血管径から算出される狭窄度のことです．

病変長 (obstruction length)
- 狭窄がないと仮想した場合と比較して，狭窄部での辺縁の変曲点から狭窄の開始点と終了点が同定され，病変長が算出されます．

4 PCIの成績評価に重要なQCAのデータ

Acute gain
- バルーンやステントで血管狭窄部を拡張した場合に，治療後のMLDから治療前のMLDを差し引いた値のことです．**治療によって拡張し得られた血管径**を示します．

Late Loss
- PCI直後のMLDと比較して，**慢性期のMLDがどれだけ小さくなったか**を示す値です．薬物溶出性ステントの再狭窄抑制効果の性能評価として重要な値とされています．

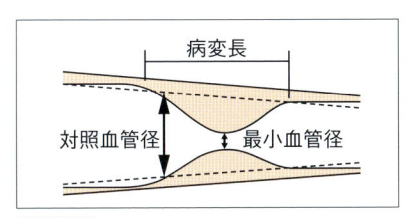

図3 最小血管径と対照血管径

A)

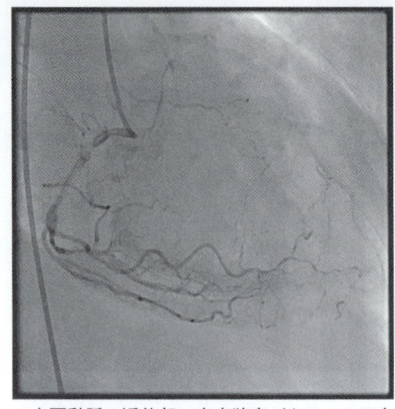

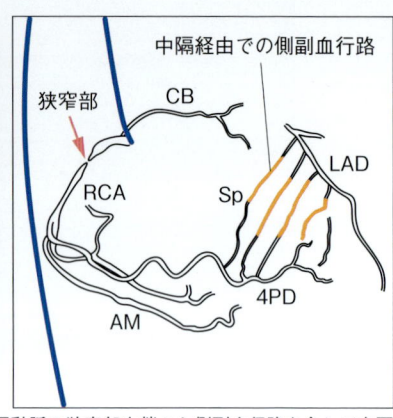

- 右冠動脈の近位部に高度狭窄があり，この右冠動脈の狭窄部末梢から側副血行路を介して左冠動脈前下行枝造影されている．
- 側副血行路は心室中隔経由の冠動脈間側副血行路である．
- この右冠動脈の狭窄部が，もし閉塞に至れば右冠動脈領域と左冠動脈前下行枝領域の両方が同時に虚血に陥り，ショックに至ることも予測される重症の症例である．

B) Jeopardized collateral の対側

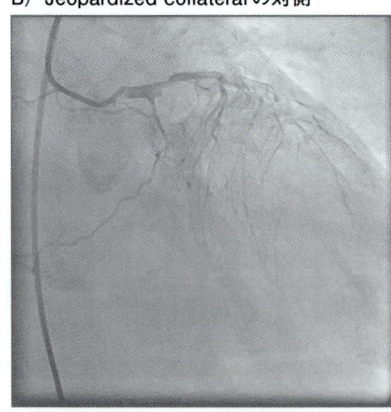

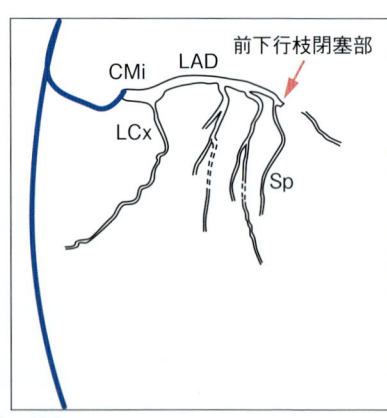

- 左冠動脈造影である．前下行枝が近位部で完全に閉塞している．
- 左冠動脈回旋枝の灌流域は小さく，この面からも右冠動脈近位部の狭窄がもし閉塞に至れば重篤な事態に至ることが予測される．
- このような側副血行路を Jeopardized collateral と呼ぶ．

図10 Rentrop分類 Grade3 Jeopardized collateral（心室中隔経由）

冠動脈の病変を読影する 第4章

5 供給血管および経路による分類のまとめ

- 表2に右冠動脈への側副血行路を，表3に左冠動脈前下行枝への側副血行路を，そして表4に左冠動脈回旋枝への側副血行路を示します[1]．

6 特殊な側副血行路

- しばしば認められる側副血行路で重要なものには個別に名前がつけられています．
  - ▶ Kugel's artery：右冠動脈の心房枝から右冠動脈の房室結節動脈との吻合を示します（図7, 9）．
  - ▶ Vieussens's artery：右冠動脈の円錐枝（CB）から左冠動脈前下行枝への吻合を示します（図8, 9）．

表2　右冠動脈への側副血行路

心室中隔経由	心外膜経由			
冠動脈内側副血行路	A) RAO-RC注入（図6）	B) LAO-RC注入（図7, 9）	C) LAO-RC注入	D) LAO-RC注入
冠動脈間側副血行路	E) RAO-LC注入（図1）	F) LAO-LC注入（図2：図ではRAOです）	G) LAO-LC注入	
		H) RAO-LC注入	I) LAO-LC注入	J) LAO-LC注入

➡：病変部位，──：側副血行路
RC注入：右冠動脈に造影剤を注入して造影　LC注入：左冠動脈に造影剤を注入して造影
（文献1より引用）

表3 左前下行枝への側副血行路

	心室中隔経由	心外膜経由	
冠動脈内側副血行路	A) RAO-LC注入	B) LAO-LC注入 (図3:図ではRAOです)	C) LAO-LC注入
冠動脈間側副血行路	D) RAO-RC注入 (図10)	E) RAO-RC注入 / F) RAO-RC注入 (図8, 9)	G) RAO-RC注入 (図4)

(文献1より引用)

表4 左回旋枝への側副血行路

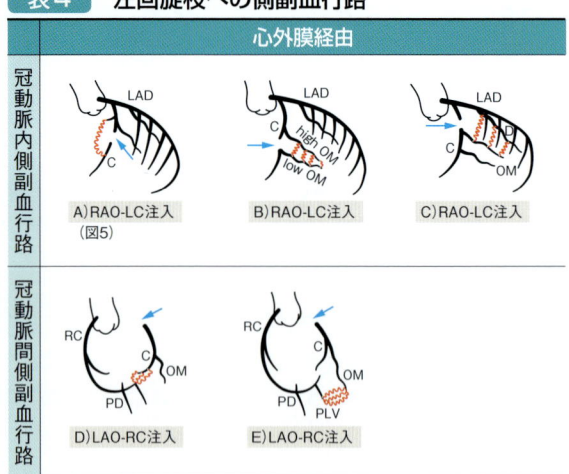

	心外膜経由		
冠動脈内側副血行路	A) RAO-LC注入 (図5)	B) RAO-LC注入	C) RAO-LC注入
冠動脈間側副血行路	D) LAO-RC注入	E) LAO-RC注入	

(文献1より引用)

7 jeopardized collateral

- 「jeopardize」とは生命の危機にさらすという意味で，jeopardized collateral は**生命の危険にさらされた側副血行路**という意味になります．
- 病態としては，側副血行路を出している**供給血管の近位部に有意狭窄を認める場合**をさします．この部分が閉塞すると供給血管と受容血管の両方の灌流域が一度に虚血に陥ってしまうことになるのです．
- この部位に対してPCIを行うことはリスクが高く，このため通常は側副血行路を受けている血管の病変部位を先に治療するのが原則となります．

8 側副血行路を評価するための注意点

- 側副血行路の**ルート全体を描出する**ことが重要となります．側副血行路を観察する際には，基本的には**そのルートが一番長く見える角度を考えて観察する**ことが大切です．造影する際の術者としても，この角度を意識的に撮像しておくように心掛けることによって上級の術者に近づいていくのです．
- 冠動脈造影で完全閉塞病変あるいは高度狭窄病変を認めたときには，その**末梢領域に側副血行路を認めないかを確認する習慣**をつけておくことが大切となります．
- 心エコーで壁運動が維持されている場合には，血流があるからこそviabilityがあるのですから，どこかから冠血流が供給されているはずです．側副血行路に造影剤が流入するには時間を要する場合もあるので，**実際の造影では撮影時間を長くして側副血行路を十分に描出する**ことも必要となります．

《文献》

1) Levine, D. C.：Pathways and Functional Significance of the Coronary Collateral Circulation. Circulation, 50：831–837, 1974

第4章 冠動脈の病変を読影する　▶ Movie

8 冠スパスムの評価

- 日本人の虚血性心疾患の病態には，**冠攣縮（スパスム）**が深く関与しているといわれています．
- 冠動脈がスパスム（けいれん性の攣縮）を起こしたために起こる狭心症があります．動脈硬化による狭窄病変があってみられる狭心症は労作性狭心症とよばれますが，安静時狭心症の大部分は冠スパスムによる狭心症といわれています．
- 発作が起こっているときに検査しない限り異常が診断できないために，発作が起こったときの心電図や24時間ホルター心電図などの検査が都合よく行われなければ診断が確定しません．確定診断には，カテーテル検査での冠スパスム誘発試験が必要となります．
- 治療には，硝酸薬，カルシウム拮抗薬などの薬剤の内服が有効です．

1 冠スパスムの病態

- 冠スパスムは，**冠動脈内皮障害**と**冠動脈平滑筋障害**の両者が関与しています．冠スパスムの最終証明は，冠動脈造影検査にて実際に冠スパスムを証明することです．

2 冠スパスム誘発負荷試験

- 選択的冠スパスム誘発負荷試験として，**アセチルコリン（ACh）負荷試験**と**エルゴノビン（ER）負荷試験**の2つが臨床的に行われています．
- 冠スパスム誘発を行った結果として，血管造影上で狭窄度90％以上の一過性の高度狭窄の誘発を認め，有意の虚血性変化を伴う場合に「冠スパスム確定」とすると定義されています．
- しかし実際には，必ずしも狭窄の誘発と有意の虚血性変化を伴わない場合であっても，臨床的には「冠スパスム疑い」と判断して治療を優先させる場合もあります．

3 冠スパスム誘発負荷試験の実際[1]

❖ エルゴノビン負荷試験（図1）

❶ エルゴメトリンマレイン酸塩注射液0.2mg/1mLを生理食塩水99mLに混注すると，2μg/mLの濃度になる．左右冠動脈に40～60μg/20～30mLを約4分間で持続的に冠動脈内に投与する．

❷ 胸部症状出現時か有意の心電図変化出現時に造影するが，どちらも認められない場合には投与終了2分後に造影し，冠スパスムの有無を確認する．

❸ 負荷試験陰性の場合には，5分後に対側の負荷試験に移る．

❖ アセチルコリン負荷試験

❶ 注射用ACh塩化物（オビソート®注射用0.1g）0.1gを生理食塩水10mLで溶解し，そのうち1mLを生理食塩水499mLに混注すると，20μg/mLの濃度になる．

❷ 右冠動脈内には20μg（1mL）〔これでスパスムが誘発されない場合は50μg（2.5mL）〕を，左冠動脈内には20μg（1mL）〔これでスパスムが誘発されない場合は50μg（2.5mL），さらに誘発されないときは100μg（5mL）〕を5～10mLの注射器で総投与量が5～10mLになるように希釈し，約20秒間かけて冠動脈内投与する．

❸ 胸部症状出現時か有意の心電図変化出現時に造影するが，どちらも認められない場合には投与開始1分後に造影し，冠スパスムの有無を造影で確認する．

❹ 各量のACh投与は5分間隔で行う．

4 冠スパスムの造影所見とその読み方，解釈

- 冠スパスム誘発負荷試験時に認める誘発陽性冠スパスムは，AHA分類の90％以上の一過性の冠動脈収縮と有意の虚血性変化を認めた場合と定義されます．
- 誘発冠スパスム形態は，**びまん型**か**限局型**の2群に分類されます．
- 冠スパスム誘発時の胸部症状出現の有無とその症状を**本人の言葉で記載**しておくことが大切です．
- また，冠スパスム誘発負荷試験施行時の心電図変化は，**一過性の0.1mV以上のST上昇またはST下降**だけではなく，**新規出現の陰性U波**にも着目することが大切です．これらの心電図所見も冠スパスムの程度に加えて記録に残しておきましょう．

A）平常時　control RCA（LAD）　　B）エルゴノビン投与時　Erg

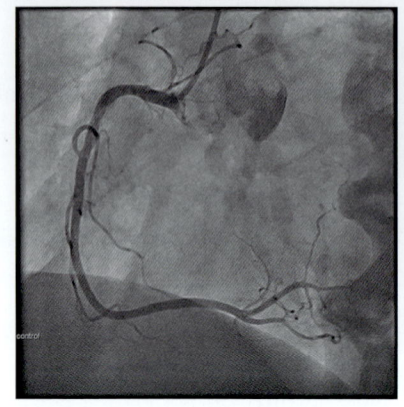

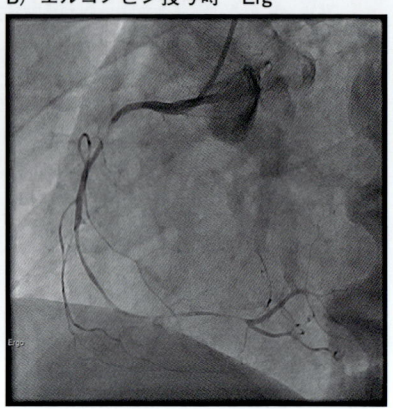

C）硝酸薬投与後　Nitro LAO

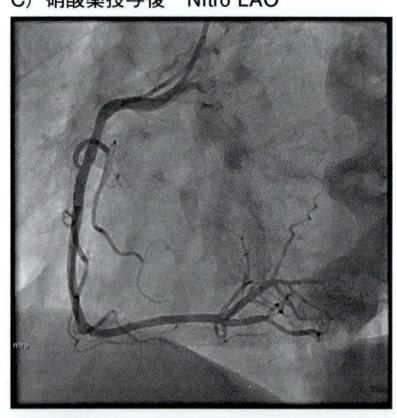

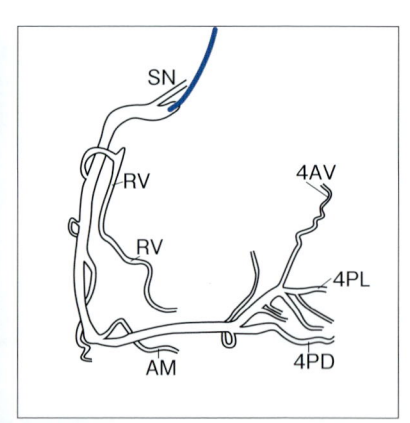

図1　冠スパスム誘発負荷試験の造影所見
A）薬物を投与していない状態でのコントロール造影．器質的冠狭窄は認められない．
B）エルゴノビン負荷により右冠動脈にびまん性の高度狭窄が誘発された．
C）硝酸薬投与によりスパスムが解除されたことがわかる．

《文献》

1) 末田章三，他：冠動脈のスパスムの誘発法と造影所見．「改訂版 確実に身につく心臓カテーテル検査の基本とコツ」（中川義久／編），pp238-251，羊土社，2014

第4章 冠動脈の病変を読影する

9 冠動脈造影法の限界

- 冠動脈造影検査は虚血性心疾患において冠動脈病変を診断する際の「golden standard」として位置づけられています．疾患の重症度判定や治療方針の決定は冠動脈造影の結果に基づいて行われています．しかし，その**冠動脈造影にも限界がある**ことを知っておくことが大切です．
- 冠動脈造影法に限界があるのは，冠動脈造影は**内腔造影**であるからです．血管内腔のシルエットを評価するのが造影検査で，血管壁内の動脈硬化巣自体の評価が不可能であるところにその限界があります．
- また冠狭窄の存在と虚血の存在は同一ではありません．これも虚血性心疾患の診断における冠動脈造影法の限界の1つです．

1 不安定プラークの予測

- 冠動脈造影法の最大の限界は造影所見のみでは，**不安定プラークの予測が困難**なことです．
- 急性心筋梗塞に代表される急性冠症候群では，プラーク（粥腫）の形成と破綻を中心的とする枠組みで捉えられています．
- プラークとは，酸化したコレステロールなどが沈着してできた血管内の隆起のことです（図1）．そのなかでも不安定なプラークが破裂することにより，急激に血栓が形成され，冠動脈の内腔が塞がれて不安定狭心症や急性心筋梗塞が発症することがわかっています．
- 不安定プラークの特徴として，プラークのなかに大きな脂質コアがあり，それを覆う線維性被膜が薄いことがあげられます．しかし，造影所見は血管腔のみのシルエットですから，そのプラークが安定プラークか不安定プラークかの判断は困難です．

2 虚血の存在を明らかにする

- 冠動脈造影の限界のもう1つは**虚血の存在の有無が明らかとならない**ことです．
- 仮に冠動脈が完全閉塞していても末梢還流域の心筋が梗塞により完全に壊死に陥っていれば虚血にはなりません．虚血は酸素供給よりも消費が大きい場合に生じるからです．

- 逆に冠動脈に狭窄が全くない場合でも，例えば大動脈弁狭窄症で心肥大があり酸素消費が亢進していれば虚血に陥る場合があります．
- 冠動脈は，「狭い＝要治療」というように単純なわけではありません．狭く見えても心筋に必要な酸素と栄養が供給され虚血をきたしていなければ，治療する必要はありません．虚血をきたしていない病変を治療することは，無駄なだけではなく，むしろ害になってしまうこともあります．

3 限界を知る

- こういった限界に対する答えとしてIVUS，OCT，**血管内視鏡**，フローワイヤーによる**FFR**などの冠動脈造影検査を補う検査が導入されました．多くの病院で日常の検査法として冠動脈造影と組合わせてこれらの諸検査を行い，冠動脈造影だけでは得られない情報を補う検査法として多用されています．
- そのためにも冠動脈造影の読影が十分にできることも大切ですが，その限界を知ることも大切です．

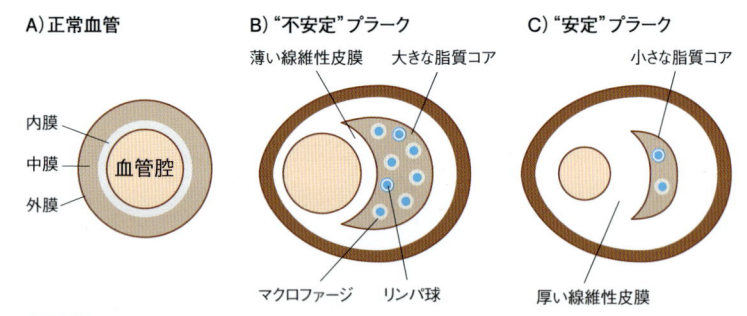

図1　プラーク（粥腫）の構造
プラークには安定したプラークと不安定なプラークがあるが，冠動脈造影のみでは区別は困難である．

素朴な疑問 Q&A

Q1 側副血行路を見落として指導医から注意を受けました．側副血行路をもつ患者の造影検査にあたっての注意事項を教えてください．

A．側副血行路の上手な描出が術者の腕の見せどころです．以下にポイントを示します．

◆供給血管は？
- 側副血行路へ造影剤が流入するには時間がかかります．左右の各冠動脈造影の最初の一方向目の撮影では長めに撮像し，側副血行路を供給していないかどうかを確認しましょう．

◆受容血管は？
- 冠動脈に閉塞部があった場合には側副血行路を受けていないかを注意しましょう．

◆供給血管の狭窄の有無は？
- jeopardized collateral ではないかに注意しましょう．

◆供給血管のどこから側副血行路が出ているか？
- 側副血行路を介してPCIを行う場合もあります．側副血行路の出ている場所がわかる撮影角度を意識しましょう．

◆側副血行路の経路は？
- septal channel か epicardial channel かを考えましょう．

◆側副血行路の程度は？
- Rentrop 分類を知り，その程度について評価しましょう．

◆側副血行路の形態は？
- 側副血行路を介してPCIを行う場合には形態が大切です．屈曲の有無などわかるような角度を意識して撮影しましょう．

◆側副血行路は受容血管のどこに入っているか？
- 側副血行路の出口と同様に入口も明確になるように造影しましょう．

第5章　虚血性心疾患の病態と冠動脈

1 急性冠症候群の造影所見

1 動脈硬化とプラーク

- 急性心筋梗塞や不安定狭心症の患者に冠動脈造影を行うと，血栓が病変部に存在することが通常です．動脈硬化の粥状硬化斑が破綻した部位に一致すると思われる動脈壁不整も確認される場合もあります．
- 粥状硬化斑とは動脈硬化組織のなかでも柔らかいものを指しており「**プラーク**」といわれることもあります．この本体はコレステロールエステルを大量に含んだ脂質の塊です．またマクロファージに代表される炎症細胞を含んでいます（**第4章-9図1参照**）．
- つまり血管の動脈硬化のプラークは血管壁におきた炎症を反映しているのです．

2 急性冠症候群とは

- 急性心筋梗塞と不安定狭心症は**心筋に不可逆的な障害が生じるか**，否かによって区別されます．疾患名は異なりますが，冠動脈の病変部位の局所では血栓が生じているという同じ変化が起きていることが明らかとなってきました．
- このために1つの疾患としてまとめて理解するほうが都合がよいので，「**急性冠症候群**」と名づけられたのです．英語では acute coronary syndrome といいます．この頭文字をとって **ACS** といわれることもあります．

3 虚血性心疾患の病態と造影所見

- 急性冠症候群は，プラークの表面を覆う被膜が破綻し，引き続いてそこに血栓が形成され，内腔が閉塞することによって発症します．
- この際に形成された血栓が大きくて内腔を完全に閉塞すれば**急性心筋梗塞**となります．特にST上昇型の急性心筋梗塞では，冠動脈を完全に閉塞する血栓性の病変が観察されます．血栓の部分が蟹爪様に見える場合もあります（図1）．
- ほぼ内腔は閉塞するがわずかに流れていれば**不安定狭心症**となります（図2）．
- **安定狭心症**は病変部に血栓は存在せず，プラークの**量的**な問題によって生じる狭窄度の問題です．
- 急性冠症候群は，血栓が生じているかどうかのプラークの**質的**な問題です．
- 虚血性心疾患を連続的な概念として，スペクトラムとして示した図を示します（図3）．

虚血性心疾患の病態と冠動脈　第5章

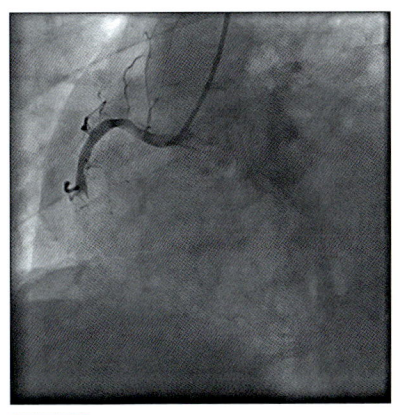

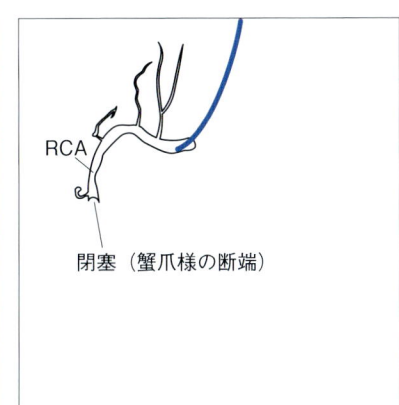

図1　**急性心筋梗塞の造影所見**
右冠動脈♯2が完全に閉塞している．血栓で閉塞しているので断端が蟹爪のような形状をしている．下壁のST上昇型心筋梗塞である．

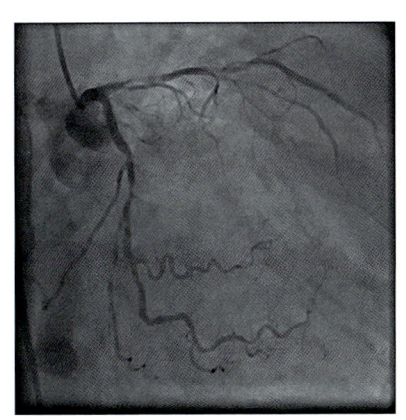

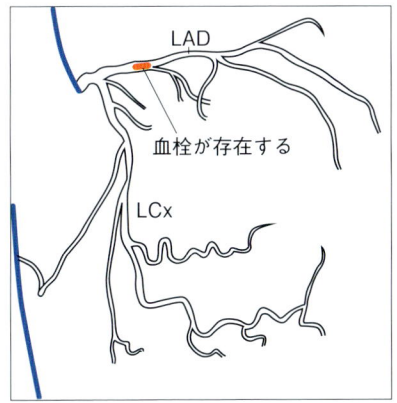

図2　**不安定狭心症の造影所見**
左冠動脈前下行枝Seg. 6に血栓が存在しているが，遠位部への血流は維持されている．前壁領域の不安定狭心症である．

図3　**虚血性心疾患の病態スペクトラム**

105

第5章 虚血性心疾患の病態と冠動脈

2 ステント再狭窄の造影所見（Mehran分類） ▶Movie

1 ステント再狭窄の4パターン

- 冠動脈にステントを留置した後に残念ながら再狭窄をきたす場合があります．この再狭窄病変の造影上の形態について，Mehranらが提唱した分類が広く用いられ普及しています[1]．
- この**Mehran分類**では再狭窄の造影上の形態をパターンⅠ〜Ⅳの4つのパターンに分けています（表1）．
  ▶ **パターンⅠ**は再狭窄を形成する病変長が10mm以下の限局性パターン（Focal Pattern）です．そのなかで，ステントの隙間に限られるものをⅠA，ステントの辺縁である場合をⅠB，ステント内の場合をⅠC，複数あるがすべて限局性の場合にⅠDと細かく分けています（図1）．
  ▶ **パターンⅡ**は病変長が10mmを超えるびまん性の再狭窄であるが，その病変がステント内部に留まるものです（図2）．
  ▶ **パターンⅢ**は病変長が10mmを超えるびまん性の再狭窄で，その病変がステント外にまで及ぶものです（図3）．
  ▶ **パターンⅣ**は再狭窄が造影上で完全に閉塞しているものです（図4）．

ISR パターンⅠ（限局性）	Type ⅠA	Type ⅠB	Type ⅠC	Type ⅠD
	ステントの隙間	ステント辺縁	ステント内	複数

ISR パターンⅡ〜Ⅳ（びまん性）	パターンⅡ	パターンⅢ	パターンⅣ
	ステント内部	ステント外	完全閉塞

表1 Mehran分類

虚血性心疾患の病態と冠動脈 第5章

A) Type I C

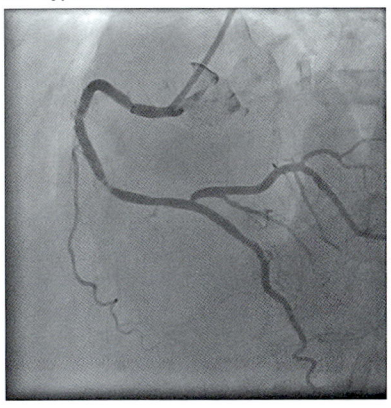

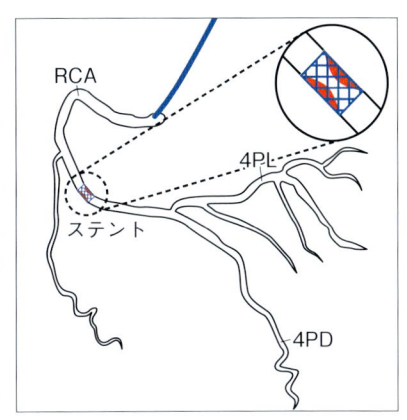

B) Type I D

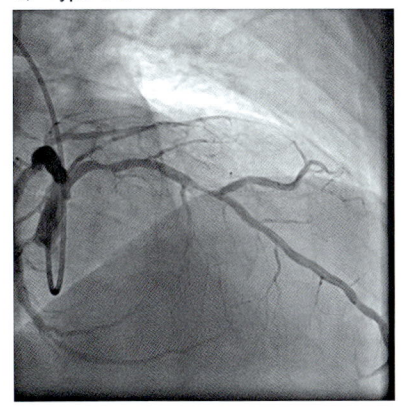

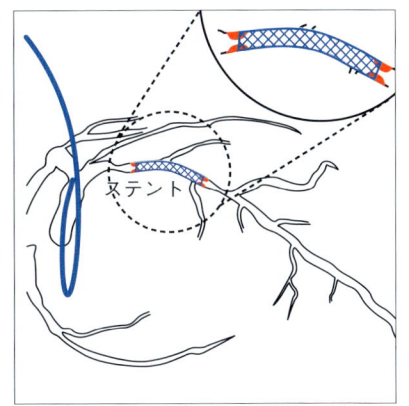

図1 Mehran分類：パターン I
A) 右冠動脈に植え込まれたステントの中央部分に限局性の狭窄が認められる．
B) 左冠動脈前下行枝の近位部に植え込まれたステントの両端にそれぞれ限局性の狭窄がある．

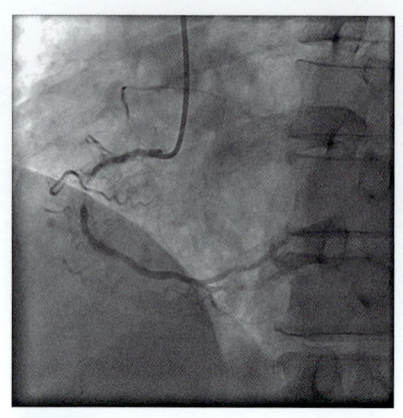

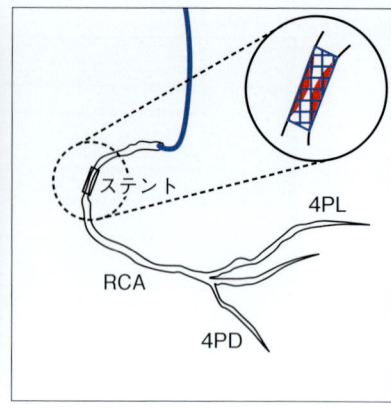

図2　Mehran分類：パターンⅡ
右冠動脈に植え込まれたステントの内部にびまん性の狭窄がある．

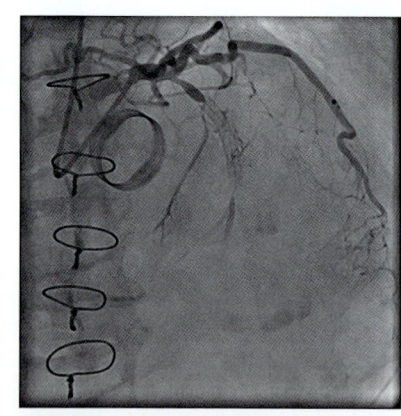

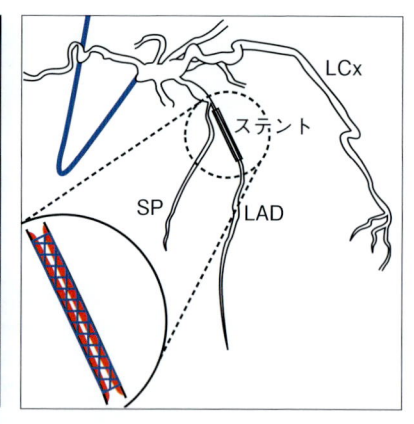

図3　Mehran分類：パターンⅢ
左冠動脈前下行枝の中間部に植え込まれたステントの内部にびまん性の狭窄があり，その狭窄はステントの外部両方にまで及んでいる．この患者は弁置換手術後で，置換した弁と胸骨を固定するワイヤーも確認できる．

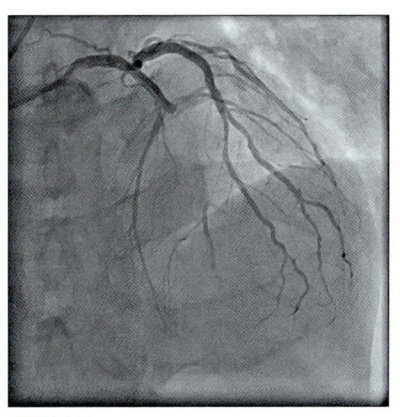

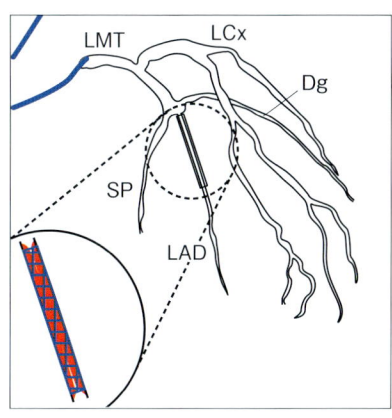

図4 Mehran分類：パターンⅣ
左冠動脈前下行枝の中間部に植え込まれたステントの内部にびまん性に内膜が増殖し完全閉塞に至っている．回旋枝および対角枝から側副血行があり閉塞遠位部がわずかに造影されている．

2 Mehran分類の有用性

- この分類法は薬物溶出性ステントが登場する以前のベアメタルステント時代に提案されました．
- この分類が有用なのは，**再狭窄病変に対して再度のインターベンションを行った後の再血行再建率（再々狭窄率）が予測できること**です．例えばパターンⅠの限局性病変に対してインターベンションを行った場合には再々狭窄率は20％未満で，パターンⅡ，Ⅲ，Ⅳのびまん性病変の場合には50％という具合です．また，パターンⅠでは，ステントを再度用いないバルーン拡張のみの治療でも成績は良好です．
- 薬物溶出性ステント時代になり再狭窄の頻度は低下しましたが，再狭窄をいったん起こしてしまった場合には，このMehran分類の考え方が有効であることがわかっています．そのために今も普及し用いられています．

《文献》

1) Mehran R：Angiographic patterns of in-stent restenosis: classification and implications for long-term outcome. Circulation, 100：1872-1878, 1999

第5章 虚血性心疾患の病態と冠動脈

3 薬剤溶出性ステント植込み後の造影所見① ～ステント血栓症の予測因子であるPSS

① 薬剤溶出性ステント（DES）の開発

- ステントが登場する以前のPCIは，冠動脈を拡張させるデバイスは**バルーンによる拡張のみ**でした．急性閉塞は約5%，再狭窄発生率は40%以上と治療成績は満足できるものではありませんでした．
- 再狭窄は，拡張により冠動脈が損傷することに対して，血管平滑筋細胞と細胞外マトリックスが増殖する血管の創傷治癒反応の一部として生じます．**ベアメタルステントの登場と抗血小板薬の使用**により，急性閉塞は大きく減少しましたが再狭窄は20～30%程度でみられていました．
- この，ステント留置後の再狭窄を抑制するためのステントとして，**薬剤溶出性ステント（DES）**が開発されました．DESは再狭窄抑制効果のある薬剤，薬剤の溶出をコントロールするポリマー，そしてステントプラットフォームの3つの要素で構成されます．

② 遅発性ステント血栓症とPSS

- DESに残された最大の問題は**遅発性ステント血栓症**です．これは，DES植込み後に時間を経てから突然に血栓性に閉塞するもので，急性心筋梗塞をひき起こし，死亡にもつながる可能性のある重大な合併症です．DESでは薬剤の作用により**新生内膜増殖が抑制**されているために長期にわたってステント金属が血管に露出していることが多く，遅発性ステント血栓症の原因と考えられています．
- 病理学的な検討から，遅発性ステント血栓症は，新生内膜増殖の遅延だけではなく，DESが植込まれた病変部位の血管壁に起こる**炎症性反応**が関与していることがわかってきました．その炎症を発生するメカニズムとして，DESの構成コンポーネントの1つであるポリマーへの過敏性反応が惹起され，好酸球の浸潤を伴う強い血管炎症が発生するとされます．
- この血管壁の炎症を冠動脈造影上の所見として捉えたものが"**PSS（peri-stent contrast staining）**"です（**図1，2**）．このPSSとは，DES留置後の慢性期の造影でステント周囲に造影剤染み出し所見を認めることを指します．定義としては，PSSはステント径の20%以上の造影剤の染み出し所見を認めるものとされます[1]．この定義と分類を**表1**に示します．

虚血性心疾患の病態と冠動脈　第5章

- PSSは，4種類に大別されますが，このなかでも特に"Segmental irregular-contour"とよばれる不規則なPSSでは予後が悪いとされています．

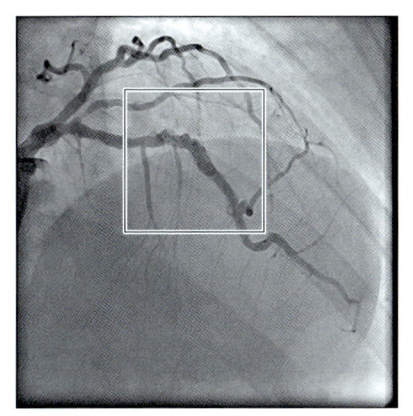

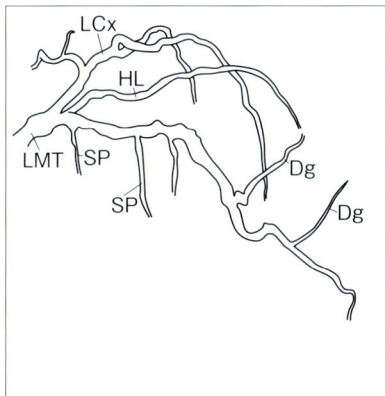

図1　DES植込み後の造影所見：PSS
第1世代の薬剤溶出性ステントを左冠動脈前下行枝の中間部に植込んでから2年目の造影所見．再狭窄はなく開存しているが，ステント部の辺縁がガタガタしていることがわかる．

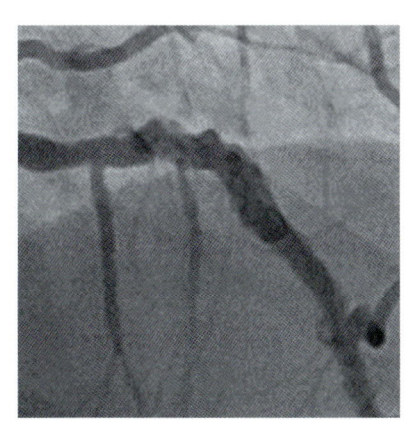

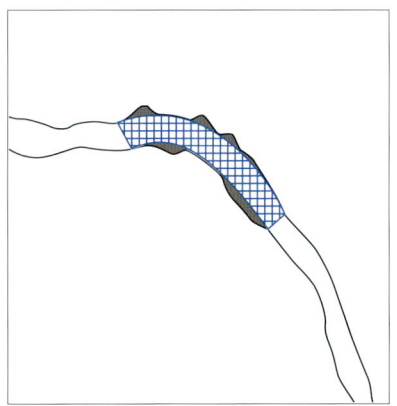

図2　図1のPSSを呈した部分の拡大した造影所見
ステント部分を拡大した写真．ステントの外側にまで造影剤が染み出していることがわかる．形態は「irregular-contour」に該当する．この患者ではDAPTの内服を継続している．

111

表1　PSSの形態による分類

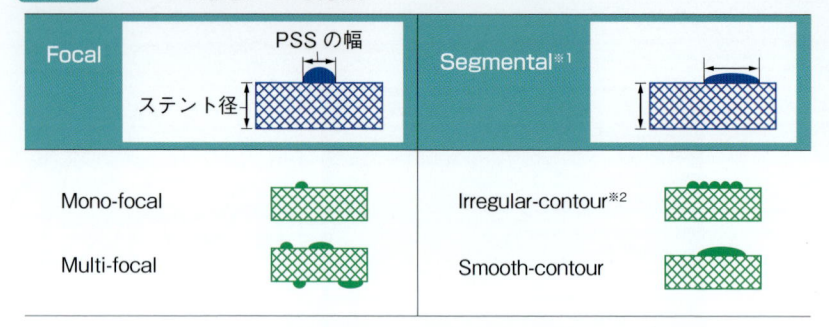

Focal		Segmental[※1]	
Mono-focal		Irregular-contour[※2]	
Multi-focal		Smooth-contour	

注：ステント径の 50％以上の造影剤の染み出し所見を認める場合，"severe PSS" に分類
※1：Focal 型の共存を含む
※2：Smooth-contour 型の共存を含む

3 血管壁の炎症の同定と治療

- ステント留置後にステント周囲に造影剤が染み出すことは，ステントの外の血管壁に強い炎症による**空洞形成**があることを意味します．空洞が大きい場合には，**冠動脈瘤**として同定される場合があります．
- この血管壁の炎症が，**冠動脈造影**で同定される場合には **PSSや冠動脈瘤**として認識され，**血管内超音波（IVUS）**で同定される場合には**遅発性のステント圧着不良**として認識されるのです．
- このような炎症性反応があるうえに，外科手術や抗血小板薬の中止などの修飾因子が加わるとステント血栓症に移行するものと推察されています．つまり，PSSは**遅発性ステント血栓症の発生を予見する危険因子**とされています．
- PSSを認めた場合には，2剤の抗血小板薬による治療（**DAPT**）を継続したほうが安全とされています．ただし，初期の第1世代DESに比較して，現在日常臨床で使用されている第2世代，第3世代のDESでは，PSSの発生頻度は低下しています．

《文献》

1) Imai M：Incidence, Risk Factors, and Clinical Sequelae of Angiographic Peri-Stent Contrast Staining After Sirolimus-Eluting Stent Implantation. Circulation, 123：2382-2391, 2011

第5章 虚血性心疾患の病態と冠動脈

4 薬剤溶出性ステント植込み後の造影所見② 〜stent fracture

1 stent fractureとは

- 冠動脈用ステントにおいて，持続的に作用する力学的なストレスによる破損が起こることが報告されています．ステントが折れてしまうことから，ステント断裂，ステント損傷などと表現されることもありますが，英語で骨折を意味するfractureを用いて，"stent fracture"と表記されることが多いです．
- このstent fractureは冠動脈で屈曲運動をくり返す部分，具体的には**右冠動脈入口部**や**右冠動脈の中間部**に植込んだときに多いとされます．また**ステント長が大きい場合**に起こりやすくなります．

2 stent fractureの造影所見

- このstent fractureは，**再狭窄**や**ステント血栓症**に関係していることがわかっています．第5章-3で説明したPSSが認められる部位に，さらにstent fractureが加わるとステント血栓症の強い予測因子となります．したがってstent fractureを適切に診断することは大切です．
- 植込んだ直後には1つのステントであったものが，離断し分離していることが容易にわかる場合もありますが（図1），造影所見を十分に観察しても同定することが困難な場合もあります．
- 一般的には，冠動脈CTのほうがstent fractureを検出しやすいとされています．

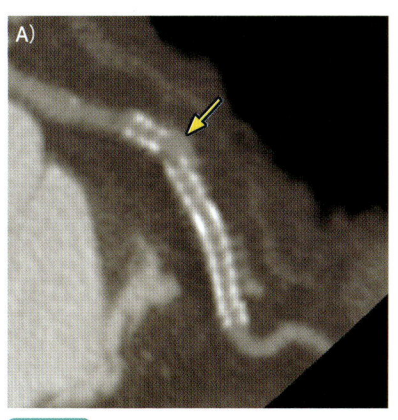

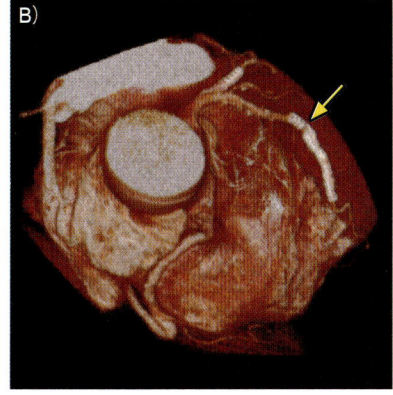

図1 DES植込み後の造影所見：stent fracture
左冠動脈前下行枝に植込まれた冠動脈ステントのstent fracture．本来は連続した1本のステントが離断していることがわかる．

第5章　虚血性心疾患の病態と冠動脈

5 SYNTAX スコア

1 SYNTAXスコアとは？

- 冠動脈病変の重症度は罹患病変枝数やLAD近位部病変の有無によって評価されてきました．つまり1枝疾患が軽症で3枝疾患は重症といった具合です．おおざっぱにはこれでよいのですが，同じ3枝病変であっても重症度に幅があることは臨床の現場で認識されていました．
- そこで，**冠動脈病変の形態と重症度について**，特に**PCIを実施**する立場から**客観的にスコア化**したのがSYNTAXスコアです．
- このスコアは高度な統計的モデルに基づいた計算式によって算出され，病変枝数や病変部位だけではなく，完全閉塞・分岐部・入口部・屈曲・石灰化病変などに応じて点数を付けるシステムです．
- 具体的には，SYNTAXスコアを計算するソフトが設定されたホームページがあり，そのコンピュータの画面上で造影所見に従って入力すれば算出されます．アドレスは，「http://www.syntaxscore.com/」ですが，SYNTAXスコアと検索すれば容易にたどり着きます．そのトップ画面を図1に示します．

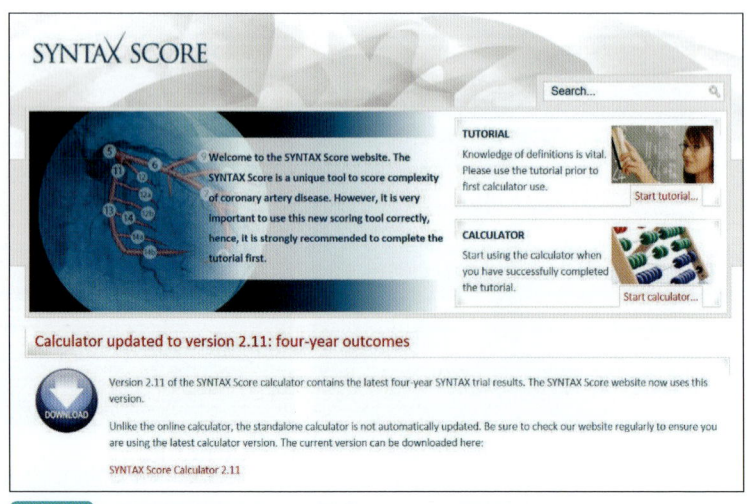

図1　SYNTAXスコアの計算ソフトのWEBサイト

虚血性心疾患の病態と冠動脈　第5章

2 SYNTAXスコアによるPCIとCABGの成績比較

- このスコアを用いて左主幹部・3枝病変に対するPCIとCABGの優劣を比較したのが**SYNTAX試験**です．PCIあるいはCABGのいずれもが実施可能と判断された1,800例の左主幹部・3枝病変症例に対して予後を比較検討して報告しています[1]．
- SYNTAXスコアを用いて，低SYNTAXスコア群（0〜22），中等度スコア群（23〜32），高スコア群（33〜）の3群で，PCI群とCABG群との成績を比較しています．低スコア群では心血管イベントに違いを認めませんでした．それに対して中等度SYNTAXスコア群では，心筋梗塞，再血行再建術および心血管イベントがPCI群でより多くみられました．さらに，高SYNTAXスコア群では，心筋梗塞，再血行再建術，心血管イベントに加えて，死亡もPCI群で有意に多かったのです．
- **PCIは，SYNTAXスコアすなわち冠動脈病変の複雑さの影響を受けやすい治療法**といえます．

3 SYNTAXスコアの計算例

- 右冠動脈にそれぞれ独立した3つの病変があります（図2）．それがLesion1からLesion3に対応します．左冠動脈前下行枝の近位部にも狭窄があり，Lesion4となります（図3）．その4つの病変の情報をSYNTAXスコアのWEBサイトの計算式に入力していくと総計14点となり，低スコア群に該当することがわかります（図4）．

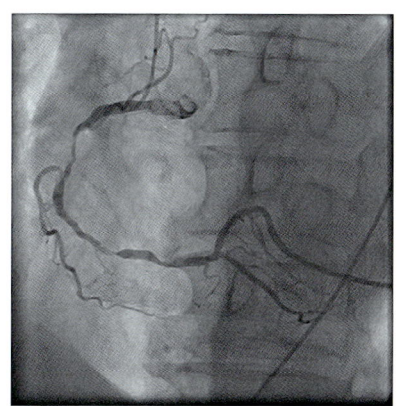

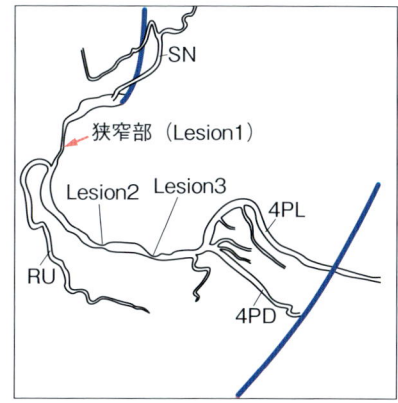

図2　SYNTAXスコアの計算例：RCAの造影所見

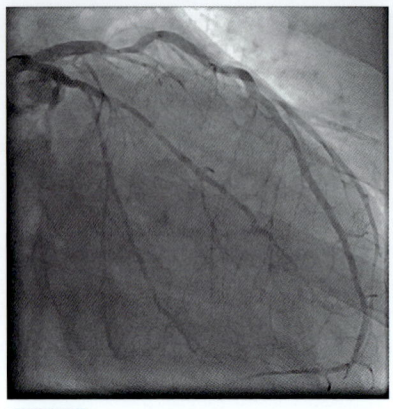

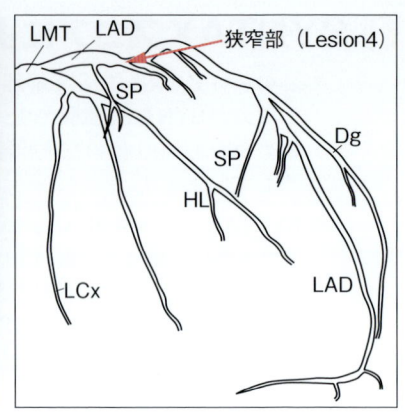

図3 SYNTAXスコアの計算例：LCAの造影所見

A）計算ソフトの開始画面

B）結果

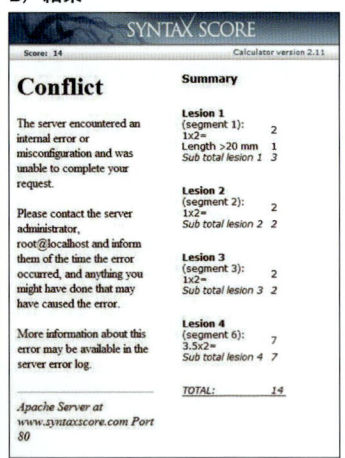

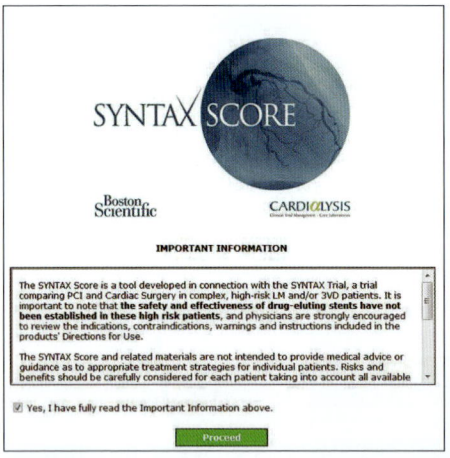

図4 SYNTAXスコアの計算例：計算結果

《文献》

1) Serruys PW：Percutaneous Coronary Intervention versus Coronary-Artery Bypass Grafting for Severe Coronary Artery Disease. N Engl J Med, 360：961-972, 2009

第5章 虚血性心疾患の病態と冠動脈

6 動脈硬化病巣を評価するIVUSとOCT

1 IVUSとは？

- **血管内超音波検査**（intravascular ultrasound）は通常IVUS（アイバス）と表記されます．冠動脈のなかに検査のための超小型プローブを入れて観察します．このプローブは超音波を発信しモニタ画面に冠動脈の横断画面をリアルタイムに表示します．このプローブは，カテーテル治療におけるバルーンと同じようにガイド・ワイヤーに沿わせて冠動脈内に挿入します．

2 IVUSによる動脈硬化の評価

- 冠動脈をIVUSで観察すると，内腔から高輝度・低輝度・高輝度の3層構造として描出されます．これは血管壁の**内膜・中膜・外膜**に相当すると報告されています（図1）．
- 動脈硬化が進むと内膜と中膜の境目は不明瞭となることが多く，実際に治療の現場でIVUSを用いて観察すると内膜中膜複合体として低輝度に，外膜が高輝度として2層に観察されます．この**内膜中膜複合体の厚さ（IMT）が動脈硬化の程度を示す**と考えられています．
- 狭窄部では厚く肥厚した動脈硬化プラークが観察されます．このプラークはIVUSでの所見をもとに分類されます（図2）．**脂肪成分を多く含むものは低輝度に（ソフトプラーク），線維成分を多く含むものは高輝度に（ハードプラーク），石灰化病変は外方に音響陰影を伴う高輝度像**として描出されます．音響陰影とは，石灰分は超音波を通さず反射するので石灰分の後方は真っ黒に見えるということです．

3 IVUSに基づく治療方針の決定

- このように病変の性状を評価することは，冠動脈造影では高度石灰化を除いて困難です．IVUSはその組織学的性状評価によって，カテーテル治療の治療方針を立てるときに役に立ちます．また，ステントやロータブレーターなどの治療手段の選択や，治療効果の判定にも重宝します．
- **バルーン拡張**によって起こった冠動脈の内膜の解離やプラークの破裂・分裂は，血管造影のみで検出および解析することは難しい場合があります．IVUSを用いることによって**解離の広がりや構造を三次元で把握**することができます．

- **ステント**を植込むときには，ステントが十分に拡張し冠動脈の壁に密着していることが大切です．この**ステントが拡張し内腔が十分得られているのか観察する**こともIVUSによって可能です．ステントの適切なサイズや長さを選択する際にもIVUSの情報は役に立ちます．

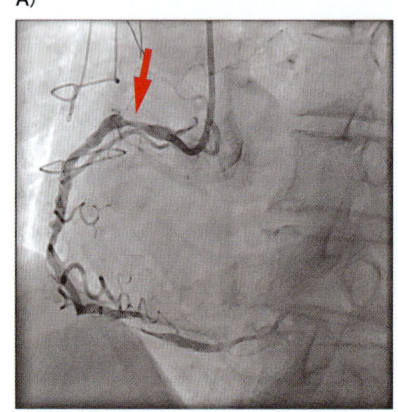

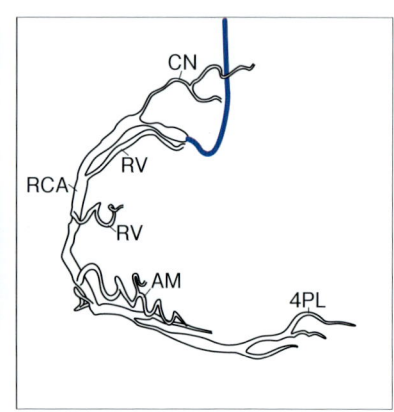

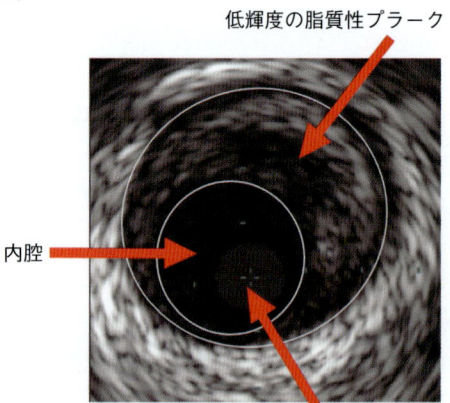

図1　IVUSによる動脈硬化の評価
右冠動脈の近位部の狭窄をIVUSで観察した画像．低輝度の脂質性プラークに富む病変であることが理解できる．このような病変ではプラークの脂質成分が末梢塞栓を起こす可能性がありPCIに際しては注意が必要である．

4 OCTによる冠動脈病変の評価

- さらに最近では，IVUSだけでなくOCTという冠動脈イメージング装置を用いることも増えています．
- OCTとはoptical coherence tomographyの略で日本語では**光干渉断層法**という検査のことで，近赤外線を用い干渉効果を利用して冠動脈の断層像を描出します．IVUSを用いても解析の難しい**石灰化病変**の評価や**血栓**の評価，そして**ステント植込み治療後の新生内膜**の評価などに威力を発揮しています．さらには**不安定プラーク**の診断にも有用です．
- OCTの最大の特徴はその**高い解像度**です．IVUSの解像度が100〜150 μmであるのに対し，OCTは10〜15 μmと10倍も優れています．そのため，IVUSでは不可能であった**プラークの性状**や**線維性被膜の厚さ**なども同定できるのです（図3）．

ソフトプラーク	ハードプラーク	石灰化病変
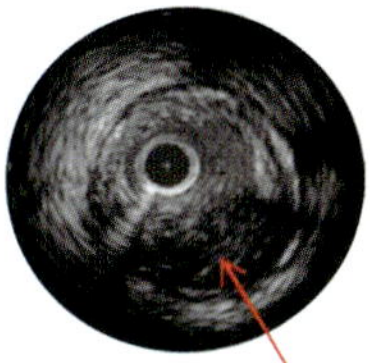 低輝度の脂質性ソフトプラーク	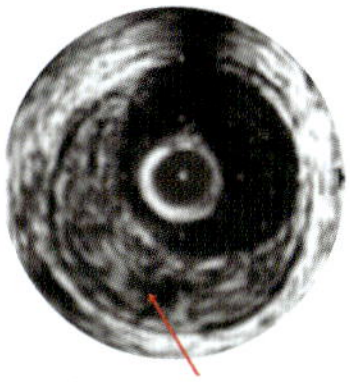 高輝度の線維性プラーク	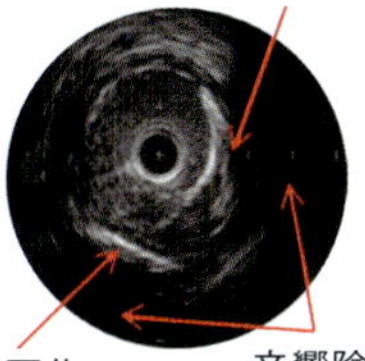 石灰化プラーク／音響陰影
・脂肪成分が多い ・低輝度	・線維成分が多い ・高輝度	・音響陰影を伴う高輝度像

図2　組織性状の判定

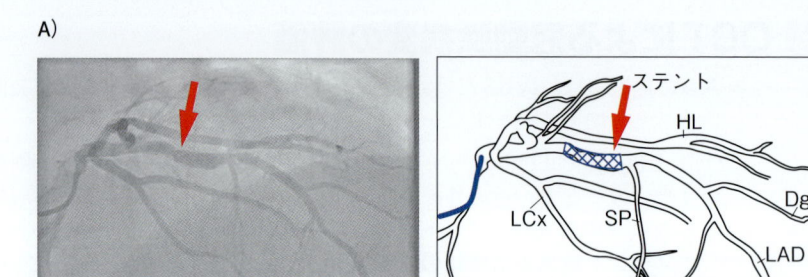

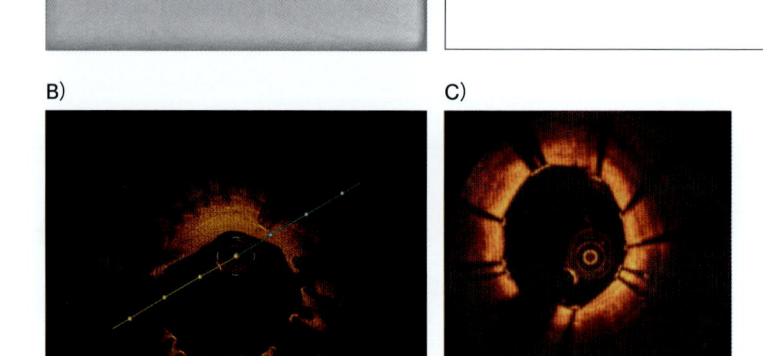

図3　OCTによる動脈硬化の評価
以前に左冠動脈前下行枝に植込んだ薬剤溶出性ステント部分にPSSを起こした症例のOCT観察画像．ステントのストラットの間が掘れ込んだようになっていることがわかる．

120　そうだったのか！　絶対読めるCAG

第6章　先天性心疾患と冠動脈

1 単冠動脈症

1 疾患の概要

- 単冠動脈症（single coronary artery）は先天性冠動脈奇形の一種です．**冠動脈の開口部が1つのみで，その唯一の冠動脈によって心筋全体が血液の供給を受けるものです．**
- 単冠動脈症は先天性冠動脈奇形のなかでも比較的まれであり文献的には **0.04%** の頻度と報告されています[1]．
- 分類としてSmithらが提唱したものがよく用いられています[2]．
    - ▶ Type Ⅰは左右いずれかの1本の冠動脈が正常心と同様に走行し，その末梢がもう一方の冠動脈に連続するものです（図1A）．
    - ▶ Type Ⅱは右あるいは左の冠動脈が大動脈から起始した直後に2分岐し，その後の正常の左・右冠動脈と同様に走行するものです（図1B）．
    - ▶ Type Ⅲは，前述のいずれにも属さない非定型的な走行をとるものです．
- 単冠動脈症は**約40%**に**先天性心疾患を合併**するといわれます．

2 CAG読影ポイント

- 単冠動脈症の症例であっても，冠動脈の起始部位は正常の右冠動脈または左冠動脈のどちらかと同様または近傍であることが通常です．
- 冠動脈の近位部と大動脈・肺動脈の位置関係を立体的に把握することが大切です（図2）．第6章-3の冠動脈起始異常での知識が役に立ちます．

A) Type Ⅰ　　　　　B) Type Ⅱ

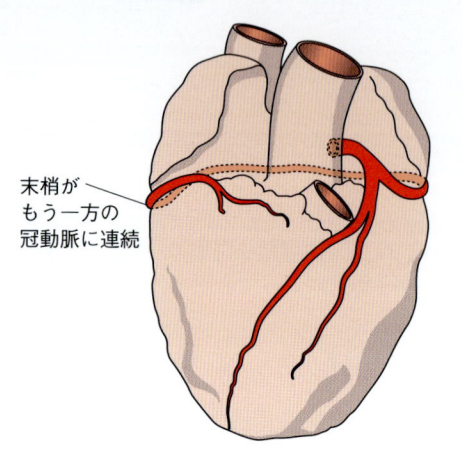

末梢が
もう一方の
冠動脈に連続

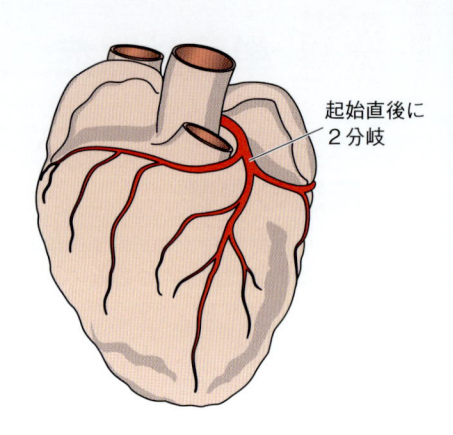

起始直後に
2分岐

図1 単冠動脈症の分類
文献2を参考に作成．

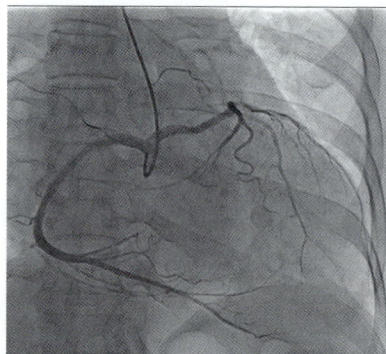

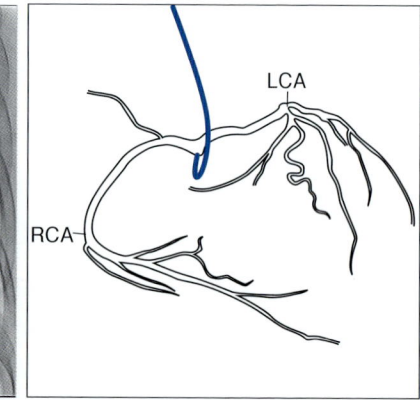

LCA

RCA

図2 単冠動脈症の造影所見：
TypeⅡに該当する単冠動脈症の症例．大動脈から1本の冠動脈が起始し直後に2分岐して右冠動脈と左冠動脈となっている．

《文献》

1) Sharbaugh AH, White RS：Single coronary artery. Analysis of anatomic variation, clinical importance and report of five cases. JAMA, 230：243-246, 1974
2) Smith JC：Review of single coronary artery with report of 2 cases. Circulation, 1：1168-1175, 1950

第6章 先天性心疾患と冠動脈

2 冠動脈肺動脈瘻

▶ Movie

1 疾患の概要

❖ 病態
- 先天性冠動脈肺動脈瘻は，**冠動脈と肺動脈の間に異常な交通がある疾患**です（図1）．この瘻の一部や本来の冠動脈が拡張して瘤を形成することもあります．
- 心臓カテーテル検査を受ける患者の0.25％に造影上認められると報告されています．

❖ 症状・治療
- 軽症の場合は，一生涯症状を伴うことがない場合も多いのですが，瘻孔の流量が多い場合には，加齢に伴って経過とともに症状を認めることが少なくありません．
- **胸痛を伴う狭心症，動悸・息切れ**などの**心不全症状**を認める場合もあります．このような場合では，治療の適応があると考えてよいと思います．
- 瘤が拡大して破裂する症例も報告されていますから，**瘤径の拡大**がある場合にも治療の必要があります．
- 外科手術やカテーテルを用いて瘻の閉鎖を行う場合もあります．

2 CAG読影ポイント
- 冠動脈瘻の開口部は，右室・右房・肺動脈などの右心系が9割以上であり，そのなかでも肺動脈に開口するものが多いです．
- 冠動脈造影にて偶然発見される場合がほとんどです．
- 冠動脈瘻を形成する血管は非常に蛇行していることが多いです．
- 冠動脈瘻が造影時にみられた場合には，その開口部を明らかにすることが大切です．

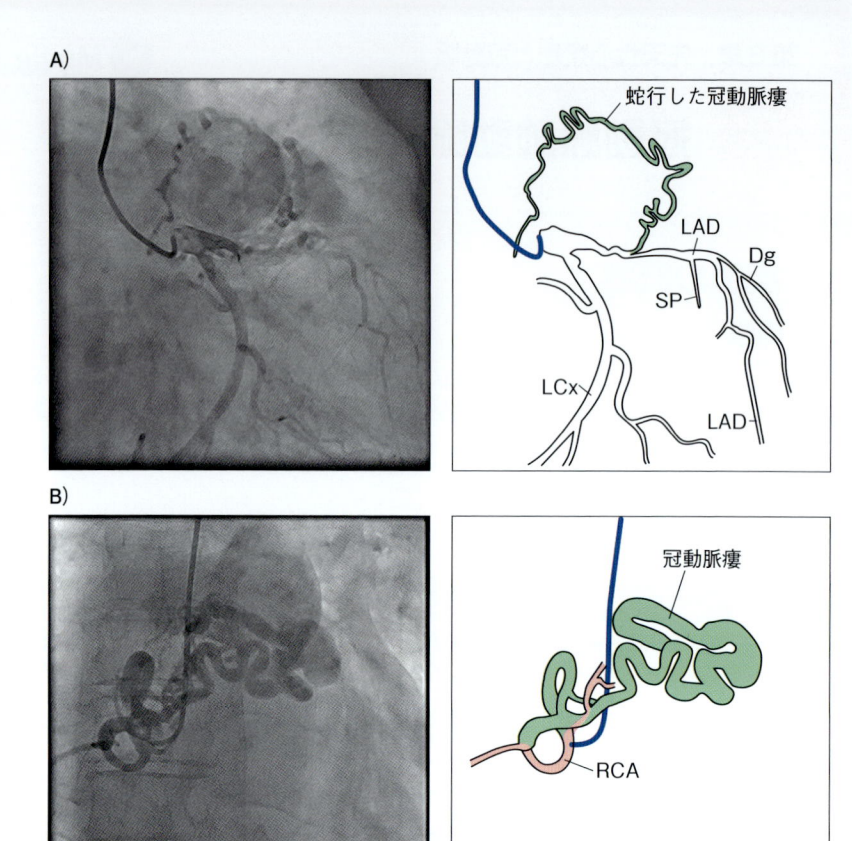

図2　冠動脈肺動脈瘻の造影所見
A) 左冠動脈前下行枝（LAD）から起始した冠動脈瘻が蛇行して進み肺動脈に開口している．
B) 右冠動脈（RCA）を造影した際に偶然に造影された冠動脈瘻．太く蛇行し肺動脈に開口している．冠動脈瘻がよく造影される時相での画像で右冠動脈は同定しにくい．

第6章　先天性心疾患と冠動脈

3 冠動脈起始異常

1 疾患の概要

病態

- 大動脈基部の左冠動脈洞（左冠尖）から左冠動脈が，右冠動脈洞（右冠尖）から右冠動脈が出るのが正常です．それ以外の形態を冠動脈起始異常といいます．その頻度は0.5～1％といわれています．
- 冠動脈起始異常をわかりやすく分類しイラストに示します（図1）．
  - ▶A：正常です．右冠動脈は右冠動脈洞から左冠動脈は左冠動脈洞から起始します．
  - ▶B：左冠動脈の起始異常で，左冠動脈主幹部が右冠動脈洞から起始しています．左冠動脈が右室流出路の前面を通ります．
  - ▶C：左冠動脈の起始異常で，左冠動脈主幹部が右冠動脈洞から起始しています．左冠動脈が大動脈と右室流出路の間を通過しています．左冠動脈がこのトンネル部を通過するために，特に激しい運動時に血流が圧迫され一時的に遮断されることが原因で虚血が誘発され，突然死の原因となりえます．
  - ▶D：右冠動脈の起始異常で，右冠動脈が左冠動脈洞から起始しています．右冠動脈が大動脈の前面を経て大動脈と右室流出路の間を通過しています．Cほどではありませんが，これも突然死の原因になる場合が報告されています．
- 冠動脈が肺動脈から起始するものも広義には冠動脈起始異常に入りますが，本稿では大動脈から起始しているものの正常とは異なる形態を紹介します．
- 左冠尖からの右冠動脈起始（図2A），右冠尖からの左冠動脈起始（図2B）があります．これに単冠動脈が合併している場合もあります．起始異常の冠動脈が大動脈と右室流出路との間を走行することで，**心筋虚血，心筋梗塞**を起こすことがあります．特に，**右冠動脈洞からの左冠動脈起始では運動時の突然死の危険がある**とされます．

診断・治療

- カテーテル検査による冠動脈造影，冠動脈造影CT，心臓MRIなどの画像検査で冠動脈起始の異常が証明できた場合に診断が確定します．
- **激しい運動時に失神した症例**では鑑別診断の1つとしてあげる必要があります．
- 外科手術で冠動脈の走行を修正するか，バイパス手術を行う場合もあります．

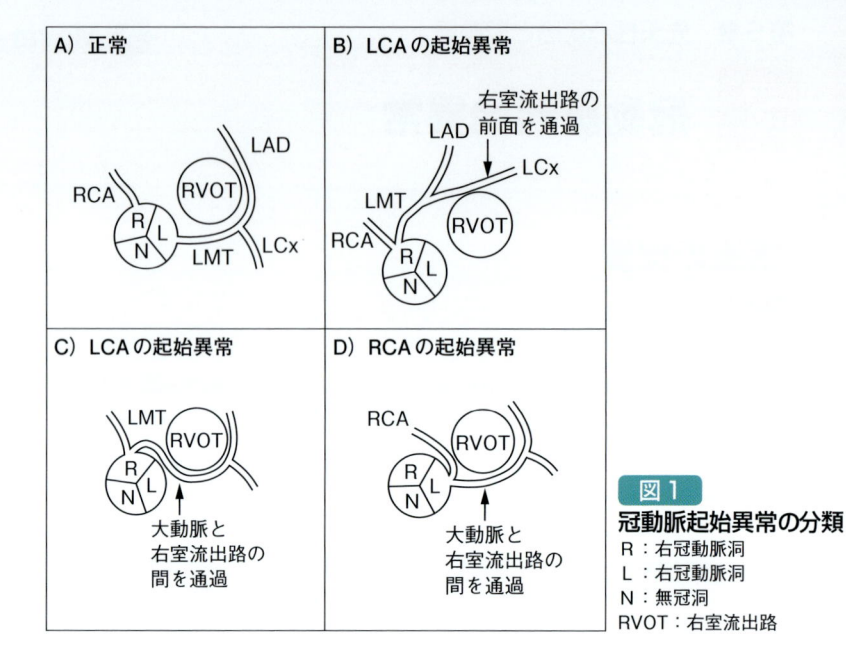

図1 冠動脈起始異常の分類
R：右冠動脈洞
L：右冠動脈洞
N：無冠洞
RVOT：右室流出路

2 CAG読影ポイント

- 冠動脈起始異常は冠動脈造影時に偶然に発見されることが多いです．
- 多くは病的意義がなく放置してよいものですが，稀に突然死の原因にもなりうるので解剖学的な位置関係を正確に把握することが大切です．
- 起始異常した冠動脈が大動脈と右室流出路の間を通過する場合には虚血の原因となる可能性があります．
- この立体的な位置関係の把握には冠動脈CTの方がわかりやすいです．

先天性心疾患と冠動脈　第6章

A）左冠動脈洞から右冠動脈

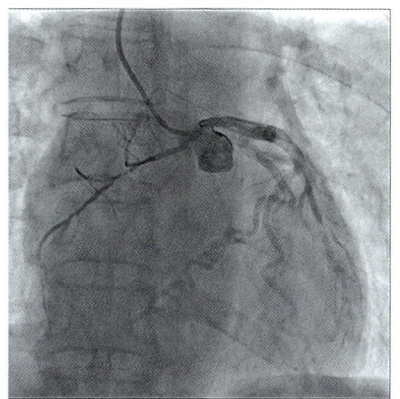

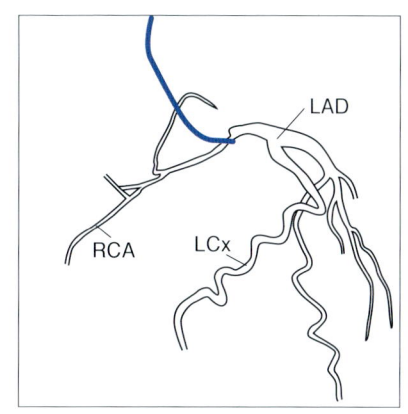

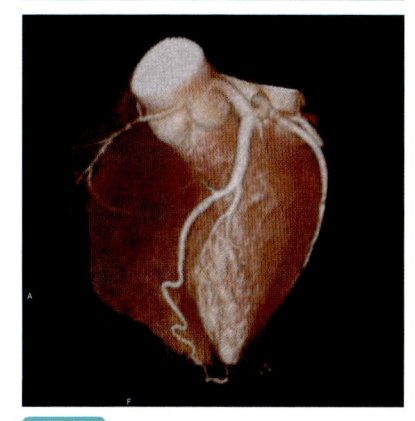

図2　冠動脈起始異常の造影所見
A）右冠動脈が左冠動脈洞から起始している．図1Dに該当する．

B）右冠動脈洞から左冠動脈

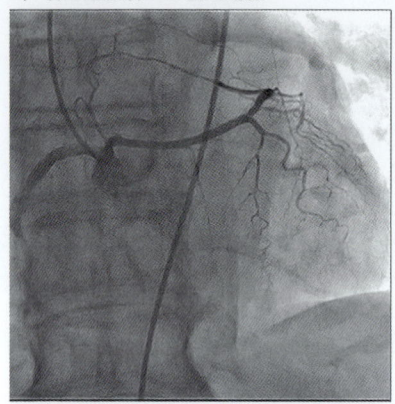

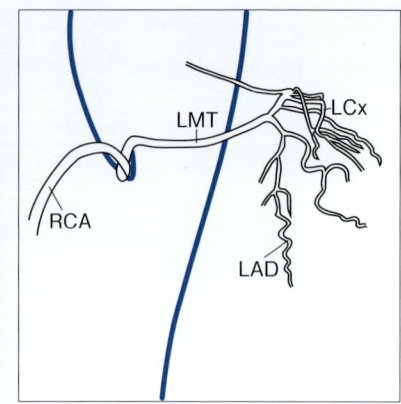

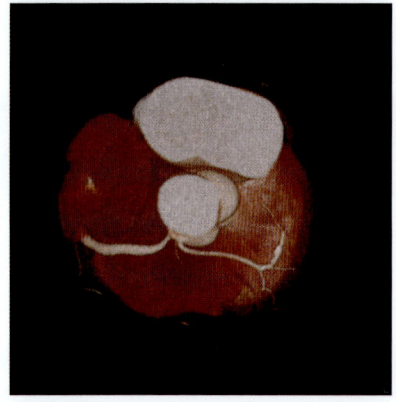

図2 冠動脈起始異常の造影所見（つづき）
B) 右冠動脈洞から左冠動脈主幹部が起始している．左冠動脈主幹部がとても長くなっている．図1Cに該当する．

第6章 先天性心疾患と冠動脈

4 Bland-White-Garland症候群

1 疾患の概要

病態
- Bland-White-Garland症候群は，冠動脈が肺動脈より起始する先天性奇形の一種で，そのなかでも**左冠動脈主幹部が肺動脈から起始するもの**をさします（図1）．
- 左冠動脈の灌流域には**心筋虚血**を必ず生じます．
- 右冠動脈から左冠動脈領域への側副血行の発達が乏しいと，乳児期に**心筋梗塞**に至ります．
- 右冠状動脈からの側副血行が発達すると，最終的には**左冠動脈から肺動脈への短絡（シャント）**ができることになります．

治療
- 治療は，手術を行い大動脈と左冠動脈入口部を直接に吻合するか，肺動脈への開口部を結紮し，左冠動脈にバイパスを吻合します．

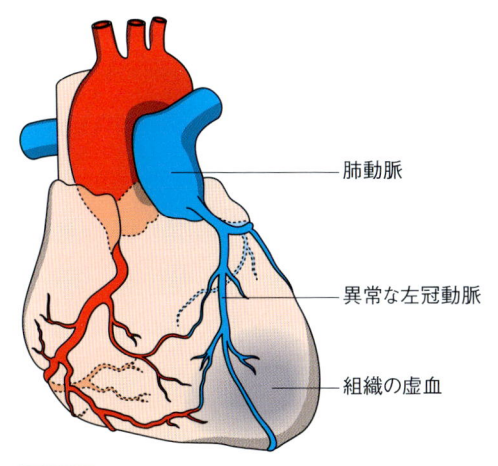

図1 Bland-White-Garland症候群の病態

2 CAG読影ポイント

- 冠動脈造影を行い，左冠動脈が肺動脈より起始するのを確認することで診断が確定します．
- この疾患では右冠動脈は還流域には異常はないが非常に太く造影される特徴があります（図2）．
- 成人まで診断がつかない症例は，右冠動脈の支配領域が非常に大きく左冠動脈領域が相対的に小さい症例が多いです．

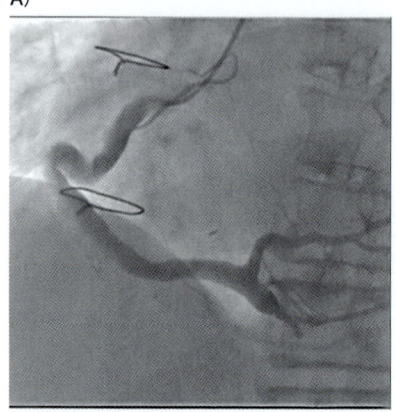

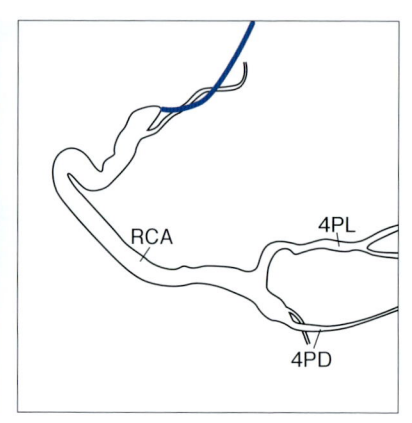

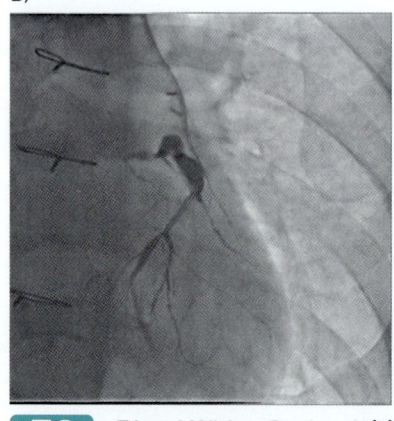

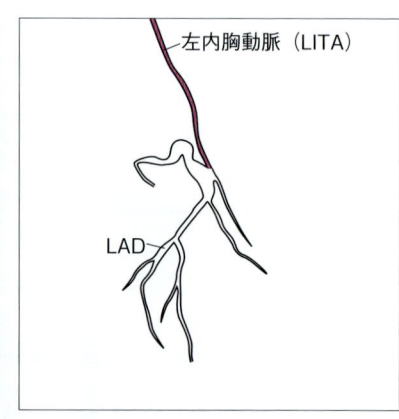

図2　Bland-White-Garland症候群の造影所見
A）Bland-White-Garland症候群の患者の右冠動脈造影．太い冠動脈が特徴である．
B）外科手術を受けた治療後のBland-White-Garland症候群の患者の左冠動脈．左内胸動脈（LITA）がバイパスとして左冠動脈前下行枝（LAD）に吻合されている．この左内胸動脈を通じて造影されている．

第6章 先天性心疾患と冠動脈

5 右胸心

1 疾患の概要

- 心臓は通常，胸郭の左に位置します．これが正常とは反対の右側にある状態を右胸心といいます．
- 発生頻度はおおむね**12,000人に1人の割合**と報告されています[1]．
- 胸膜炎の後遺症などのために，心臓が右に引っ張られた状態では心臓の向きには異常はありませんから，この場合は単に右側心とよびます．
- **鏡像型右胸心**は心臓だけでなく，すべての腹部臓器も通常の場合と反転した位置関係にあるもので，**完全内臓逆位**ともいわれます．
- **孤立性右胸心**は，心臓が胸郭内で右胸心として位置しているが，その他の内臓位置異常を伴わない状態です．この場合，複雑心奇形や，肺低形成などその他の関連臓器の形成異常を合併することが多いとされます．

2 読影・治療のポイント

- 鏡像型右胸心をもつ患者が，動脈硬化性の狭心症や心筋梗塞を発症し冠動脈造影を行う必要がある場合があります．その場合の手技や読影のキーワードは"ミラーイメージ"です．文字通り鏡像型に見えます．
- またカテーテル手技も同様です．左冠動脈に相当するもの（右胸心では右側に位置）を造影する場合には，正常人での左冠動脈造影用のカテーテル（Judkins leftなど）を使用すれば同様に造影できます．読影においても"ミラーイメージ"をもてば解釈は容易です．

《文献》
1) Bohun, CM：A population-based study of cardiac malformations and outcomes associated with dextrocardia. Am J Cardiol, 100：305-309, 2007

第7章　左心機能を評価する

1　左心室造影（LVG）

心機能を評価するために左心室造影が行われます．その読影のポイントは，左室壁運動・左室形態・左室壁厚・左室壁在血栓・弁膜疾患・先天性心疾患・心室中隔穿孔などです．

1　左心室造影の方向

- 通常はRAO 30°およびLAO 60°の2方向で行います．1方向のみで行う場合はRAO 30°で行います（図1）．
- 左心室はラグビーボールの形状をしています．RAO 30°の方向から見るとラグビーボールが一番長く楕円に見える方向から観察することになります．それに直交する方向がLAO 60°からの観察になります（第3章参照）．

2　左心室壁運動の評価

- 左心室造影の左心室壁運動評価においては，AHA分類が用いられるのが通常です．
- RAO 30°およびLAO 60°で7セグメントに分割して評価します（図2）．RAOではSeg. 1～5，LAOではSeg. 6～7に分画します．Seg. 1は大動脈弁付着部からはじまり，Seg. 5は僧帽弁後尖付着部でおわります．Seg. 6は大動脈弁付着部から心尖部まで，Seg. 7は心尖部から僧帽弁後尖付着部までです．
- 冠動脈支配領域と対応させて考えることが大切です．Seg. 1～3はLAD，4，5はRCA，6は第一中隔枝（septal branch），7はLCxに相当します．冠動脈の支配領域との対応は個人差が大きいので注意が必要です．
- AHA分類の各セグメント別に，図3に示すように壁運動の程度を評価します．

左心機能を評価する　第7章

A） 拡張期

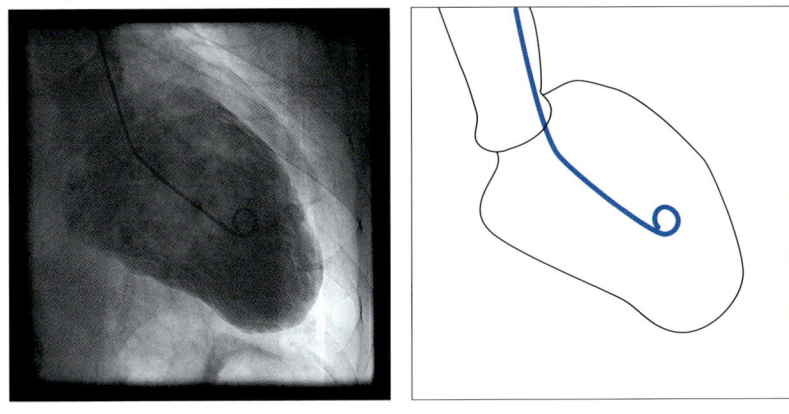

B） 収縮期

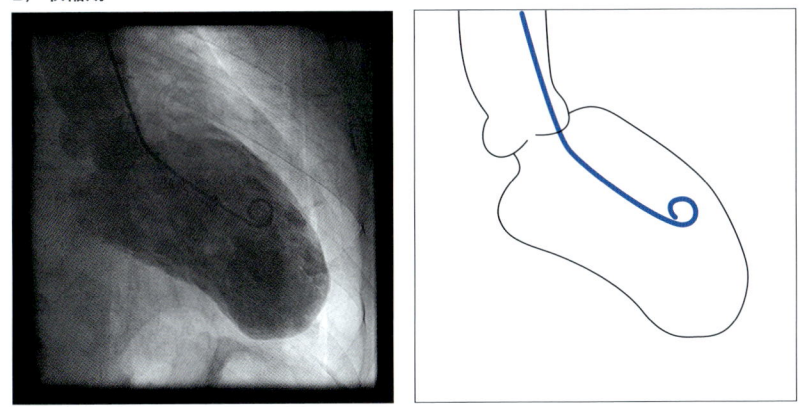

図1　左心室造影像（RAO 30°）
Seg. 1, Seg. 2 が非常に強い収縮低下, Seg. 3 が無収縮, Seg. 4, Seg. 5 が非常に強い収縮低下を認めている.

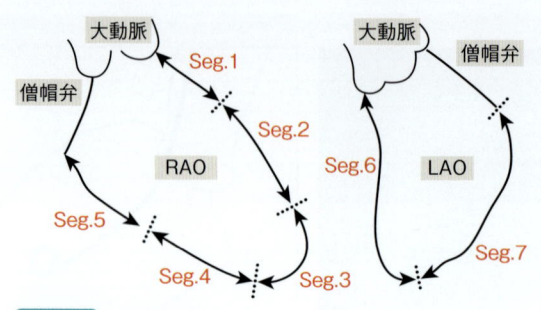

図2 左室造影における左室壁のAHA分類

Seg. 1：前壁基部（anterobasal）
Seg. 2：前側壁（anterolateral）
Seg. 3：心尖部（apical）
Seg. 4：下壁（diaphragmatic）
Seg. 5：後壁基部（posterolateral）
Seg. 6：心室中隔（septal）
Seg. 7：後側壁（posterolateral）

3 左心室容量の算出

左心室造影から容量を算出することが可能で，Area-Length法とSimpson法の2つの方法が解析に用いられています．

Area-Length法

左室を楕円体とみなし，計算を行う方法です（V：左室容量，L：長軸径，M，N：短軸径）．

$$\text{楕円方程式 } V = \frac{3}{4}\pi \times \frac{L}{2} \times \frac{M}{2} \times \frac{N}{2}$$

Simpson法

左室を長軸に対して水平に細かく切片に細分化し，各切片の断面積に厚みを掛けて体積を求め，各切片体積の総和を求める方法です．

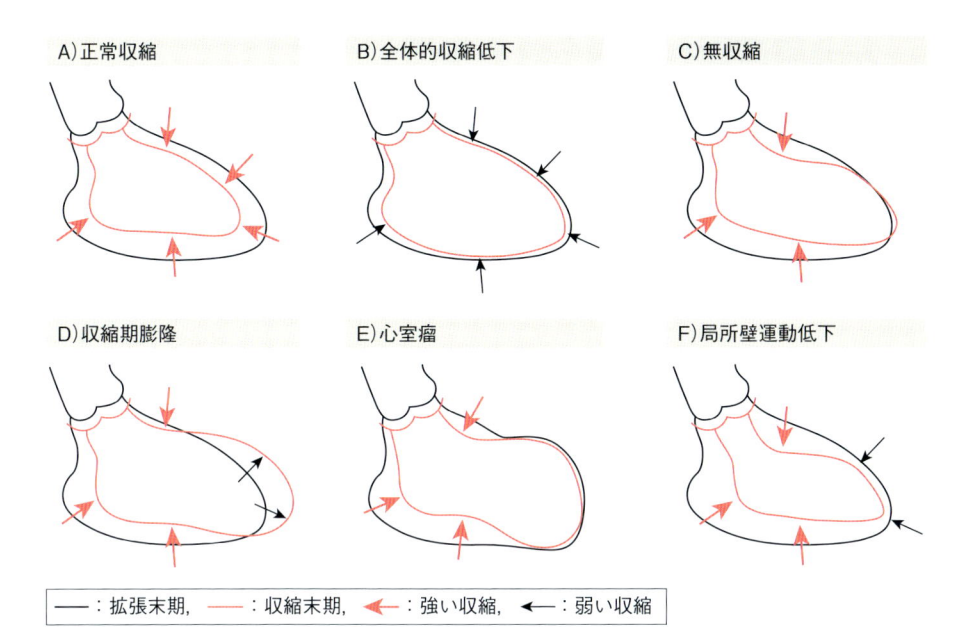

A) 正常収縮　　　　B) 全体的収縮低下　　　C) 無収縮

D) 収縮期膨隆　　　E) 心室瘤　　　　　　F) 局所壁運動低下

―：拡張末期，　―：収縮末期，　⬅：強い収縮，　⬅：弱い収縮

Asynergy の分類

A) 正常収縮 （normal）	正常の壁運動．心室壁の内方向への運動量は十分であり，かつ収縮の時相が一致している
B) 全体的収縮低下 （hypokinesis）	心室壁運動のびまん性の低下．心室全体の内方向への収縮期運動量が低下しているが，その低下は局所的ではない
C) 無収縮 （akinesis）	心室壁運動の局所的な欠如．一部の心室壁が全く内方向への運動を示さないが，心室収縮期に外方向へは突出しない
D) 収縮期膨隆 （dyskinetic）	局所心室壁の収縮期奇異性拡張．一部の心室壁が心室収縮期に正常とは逆に外方向へ運動し，拡張末期の心室外縁よりもさらに外方へ突出する
E) 心室瘤 （aneurysmal）	収縮期に心室壁の膨隆を認め，拡張期にも元の心室壁の位置に戻らず変曲点をもって瘤状に突出している部分
F) 局所壁運動低下	心室壁運動の局所的な低下．健常部と比較して一部の心室壁の内方向への収縮期運動量が減少しているが，収縮の時相は一致している

図3　左室壁運動の視覚的評価法
文献1を参考に作成

4 左心室造影から得られる指標

- 前述の容量計算をもとに左心室のポンプ機能を評価する指標が得られます（図4）.
  - ▶ 左室拡張末期容積（LVEDV），左室収縮末期容積（LVESV）
    正規化するため体表面積（BSA）で除し，係数（index：LVEDI，LVESI）で示す.

$$LVEDI = \frac{LVEDV}{BSA} \ （正常値：70 \pm 20 \ mL/m^2）$$

$$LVESI = \frac{LVESV}{BSA} \ （正常値：25 \pm 10 \ mL/m^2）$$

  - ▶ 一回心拍出量（SV）

$$SV = LVEDV - LVESV \ （正常値：60 \sim 130 \ mL）$$

  - ▶ 心拍出量（C.O.），心係数（C.I.）

$$C.O. = SV \times 脈拍数 \ （正常値：4 \sim 8 \ L/min）$$
$$C.I. = \frac{C.O.}{BSA} \ （正常値：2.5 \sim 4.0 \ L/min/m^2）$$

  - ▶ 駆出率（EF）

$$EF = \frac{SV}{LVEDV} \ （正常値：67 \pm 8 \ \%）$$
（一般には35〜40％以下を低左心機能と定義する）

《文献》

1) Austen WG, et al：A reporting system on patients evaluated for coronary artery disease. Report of the Ad Hoc Committee for Grading of Coronary Artery Disease, Council on Cardiovascular Surgery, American Heart Association. Circulation, 51（4 Suppl）：5-40, 1975

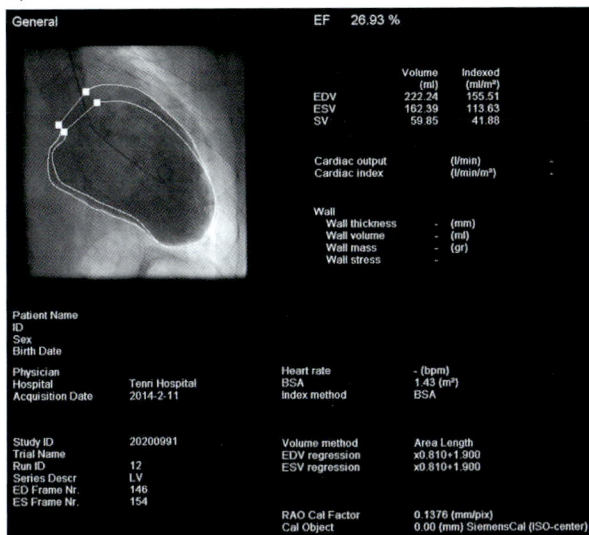

左心機能を評価する 第7章

A)

	Volume (ml)	Indexed (ml/m²)
EDV	222.24	155.51
ESV	162.39	113.63
SV	59.85	41.88

EF 26.93 %

Cardiac output (l/min)
Cardiac index (l/min/m²)

Wall
  Wall thickness - (mm)
  Wall volume - (ml)
  Wall mass - (gr)
  Wall stress -

Patient Name
ID
Sex
Birth Date

Physician
Hospital   Tenri Hospital
Acquisition Date 2014-2-11

Heart rate   - (bpm)
BSA   1.43 (m²)
Index method   BSA

Study ID   20200991
Trial Name
Run ID   12
Series Descr   LV
ED Frame Nr. 146
ES Frame Nr. 154

Volume method   Area Length
EDV regression x0.810+1.900
ESV regression x0.810+1.900

RAO Cal Factor 0.1376 (mm/pix)
Cal Object   0.00 (mm) SiemensCal (ISO-center)

B)

Centerline Wall Motion

Normalized Motion

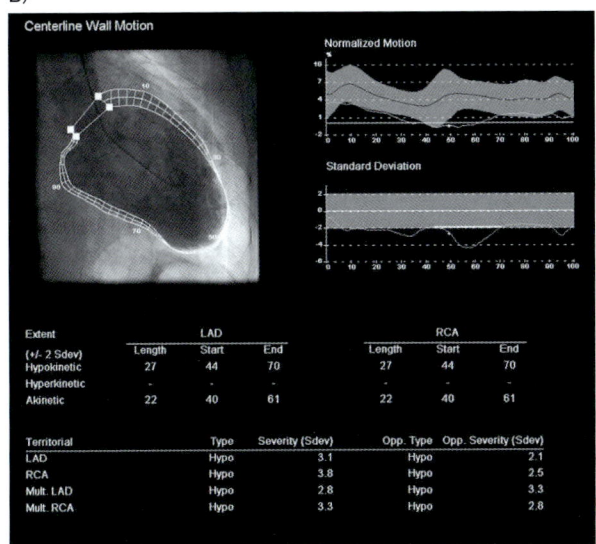

Standard Deviation

Extent	LAD			RCA		
(+/- 2 Sdev)	Length	Start	End	Length	Start	End
Hypokinetic	27	44	70	27	44	70
Hyperkinetic	-	-	-	-	-	-
Akinetic	22	40	61	22	40	61

Territorial	Type	Severity (Sdev)	Opp. Type	Opp. Severity (Sdev)
LAD	Hypo	3.1	Hypo	2.1
RCA	Hypo	3.8	Hypo	2.5
Mult. LAD	Hypo	2.8	Hypo	3.3
Mult. RCA	Hypo	3.3	Hypo	2.8

図4 左心室のポンプ機能の評価

第7章　左心機能を評価する

2　大動脈瘤・大動脈解離

▶ Movie

- 大動脈瘤や大動脈解離などの大動脈疾患は増加しています．一方で，近年の非侵襲的画像検査，特にMDCTの発展によって，これらの疾患におけるカテーテルによる大動脈造影検査の役割は小さくなってきています．
- 最近では，手術などを控えた患者で術前検査として冠動脈造影検査を行う際に，同時に大動脈造影を行うことが通常です．

1　大動脈造影の方向

- **上行から弓部の胸部大動脈瘤**では，**LAO 60°**で撮影すると大動脈弓部からの弓部分枝の分離が可能で，動脈瘤と分枝との関係が明確となり役に立つことが多いです．
- **胸部下行大動脈瘤**の場合にも**LAO 60°**くらいで撮影することが多いですが，横隔膜の少し頭側あたりに動脈瘤が存在する場合には**正面**から造影します．
- 動脈瘤がさらに末梢に存在し**腹腔動脈や上腸間膜動脈との分離が必要な場合**には**側面像**に近い角度での撮影が必要となります．これらの主要分枝は通常は大動脈から前方向に分岐するからです．
- **腹部大動脈瘤**では，多くは**正面**で撮影して腎動脈との分離を明らかにします．

❖ 胸部大動脈瘤の症例（図1）

- LAO 60°からの撮影です．動脈瘤は左総頸動脈の分岐直後から存在し，左鎖骨下動脈が動脈瘤内から分岐しており，弓部大動脈瘤であることがわかります．

左心機能を評価する 第7章

A) 血管造影（LAO 60°）

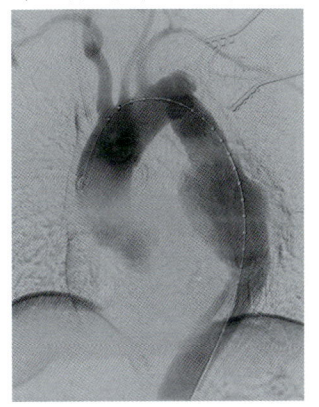

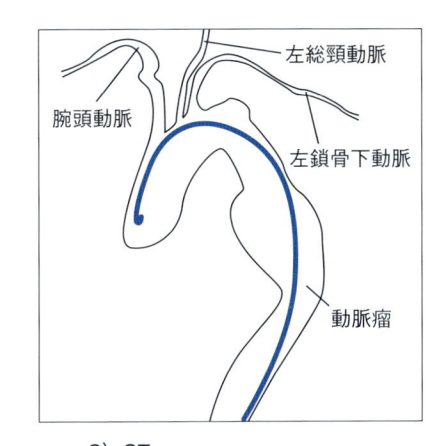

（図：腕頭動脈、左総頸動脈、左鎖骨下動脈、動脈瘤）

B) 3D-CT 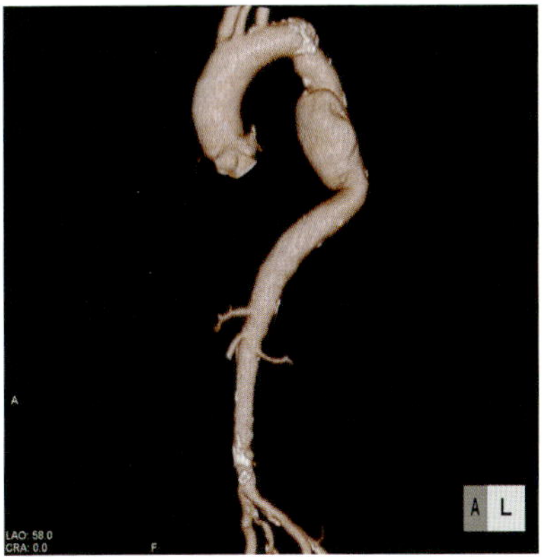	C) CT

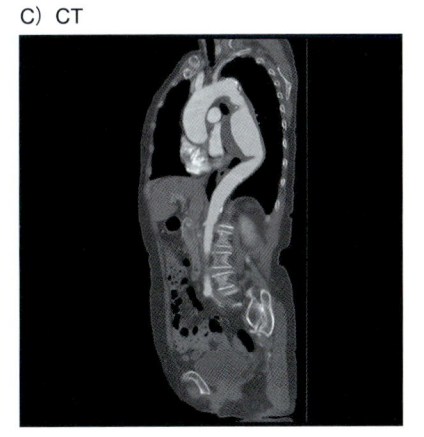

図1　胸部大動脈瘤
胸部大動脈瘤の症例．A) 大動脈の血管画像．胸部下行大動脈に瘤があることがわかる．B) 同症例のCTの3D画像．C) 同症例の大動脈弓部を含む断面での画像．動脈瘤の部分には壁在血栓が付着していることがわかる．血管造影では，内腔造影であることから，動脈瘤のサイズが壁在血栓の分だけ小さく表現されることに注意が必要である．

❖ 腹部大動脈瘤の症例 (図2)

- 正面からの撮影ですが,腹部大動脈瘤は腎動脈分岐部から遠位部に存在し左総腸骨動脈も瘤化していることがわかります.

❖ 大動脈解離の症例 (図3)

- 早い時相で胸部下行大動脈に存在するprimary entryから偽腔に血流が吹き込むのがわかります.遅い時相で大きく拡大した偽腔内に造影剤が充満してきており,解離性大動脈瘤の状態であることがわかります.

A) 血管造影 (正面)　　B) 3D-CT

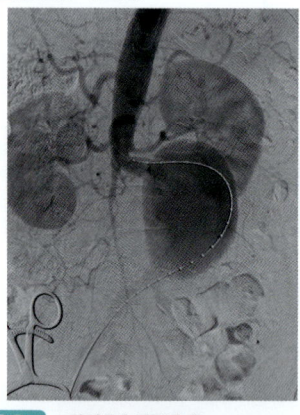

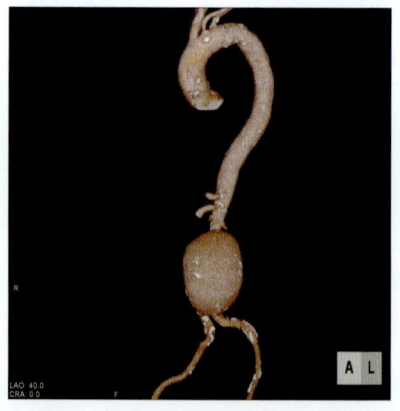

図2　腹部大動脈瘤

A) 腹部大動脈瘤の症例.正面からの撮影,左右の腎動脈を出したのちに腹部大動脈は屈曲し,大きく瘤化していることがわかる.瘤の内部で造影剤が滞留するので総腸骨動脈以下の所見は明らかではない.B) 同症例のCTの3D画像.A) 図よりもLAO方向からの画像である.瘤と両側の総腸骨動脈の情報もわかりやすい.一般的に大動脈疾患の診断においては血管造影よりも造影CTのほうが情報が多く,診断能が高いとされる.

左心機能を評価する 第7章

A）血管造影（早い時相）

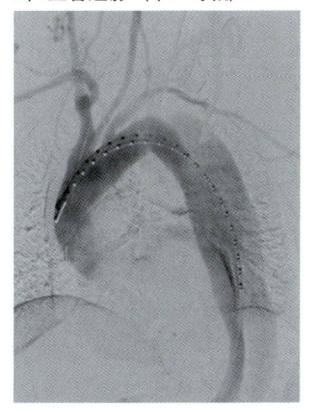

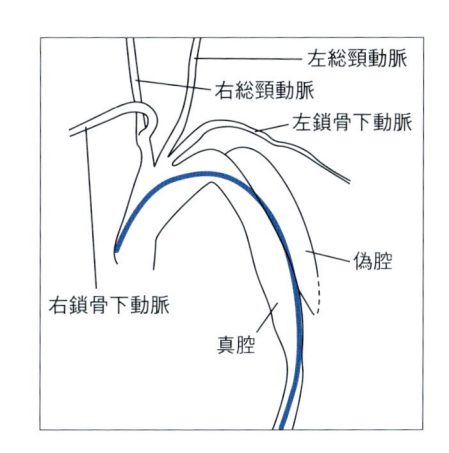

左総頸動脈
右総頸動脈
左鎖骨下動脈
偽腔
右鎖骨下動脈
真腔

B）血管造影（遅い時相）

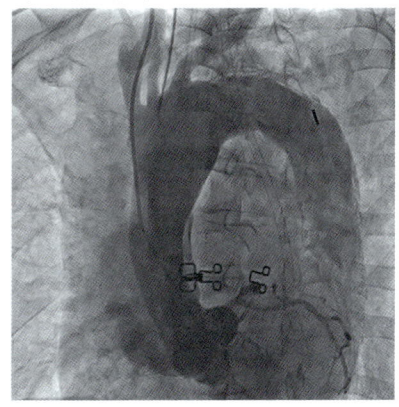

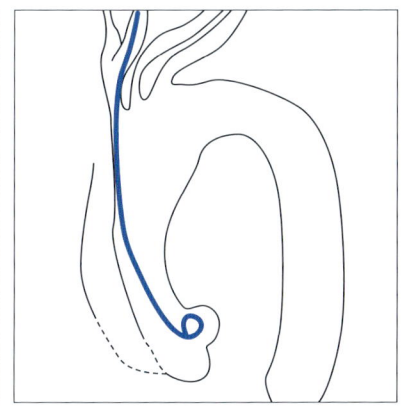

C）3D-CT

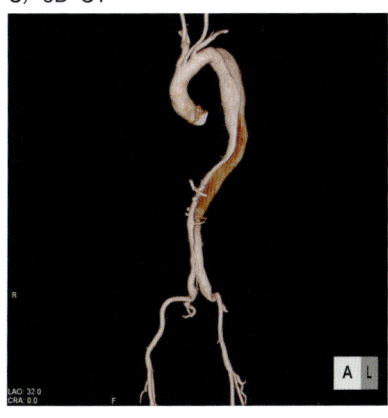

D）CT

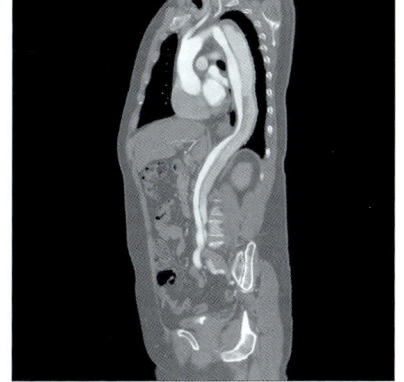

図3 大動脈解離

141

第7章 左心機能を評価する

3 大動脈弁疾患

- 大動脈弁狭窄症および大動脈弁閉鎖不全症に代表される大動脈弁疾患（図1）において，造影検査を含む心臓カテーテル検査は，心エコー検査の発達に伴い必要性が低下しています．
- 最近では，弁膜症の重症度の確認や手術前の冠動脈造影検査と同時に行われるようになっています．

1 大動脈弁狭窄症

- 大動脈弁狭窄症（AS）のカテーテル検査（図2）では，**左心室と大動脈の圧較差を計測すること**が重要です．同時に右心カテーテルあるいは左室造影を行い1回拍出量を測定すれば，以下に示すGorlinの式より**大動脈弁口面積**を算出することが可能になります．

《Gorlinの式》
大動脈弁口面積（cm^2）

$$= \frac{1回拍出量（mL/拍）}{44.3 \times \sqrt{平均左室－大動脈圧較差（mmHg）} \times 収縮期駆出時間（秒/拍）}$$

【評価】0.5～0.7cm^{2}以下：重症，1.0cm^{2}以下：中等症

- 大動脈弁狭窄症は動脈硬化性の疾患であることから冠動脈病変を合併する患者が多く，冠動脈造影も同時に行うことが通常です．
- 大動脈弁狭窄症の心臓カテーテル検査メニューは次の通りです．

① Swan–Ganzカテーテル
② 左室内圧測定，左室造影
③ 冠動脈造影

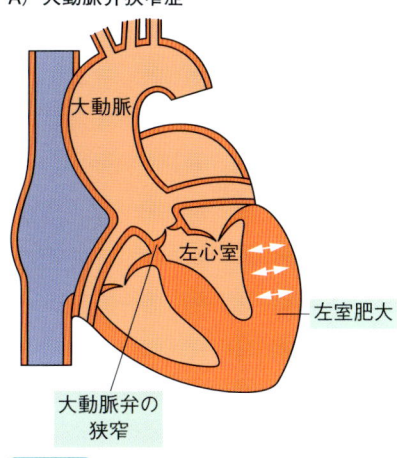

左心機能を評価する 第7章

A）大動脈弁狭窄症

- 大動脈
- 左心室
- 左室肥大
- 大動脈弁の狭窄

B）大動脈弁閉鎖不全症

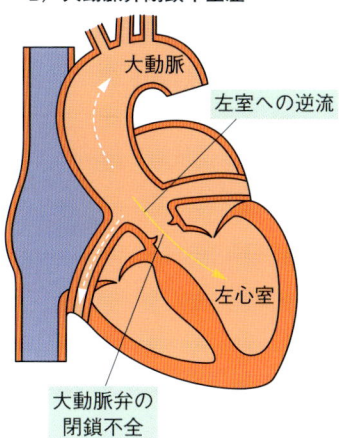

- 大動脈
- 左室への逆流
- 左心室
- 大動脈弁の閉鎖不全

図1　大動脈弁疾患

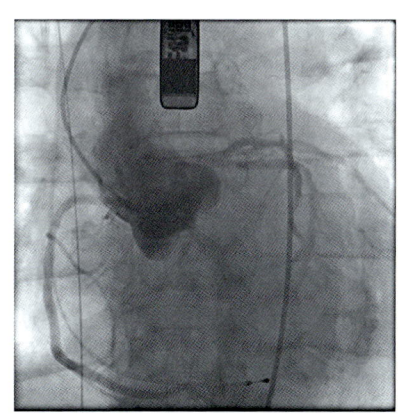

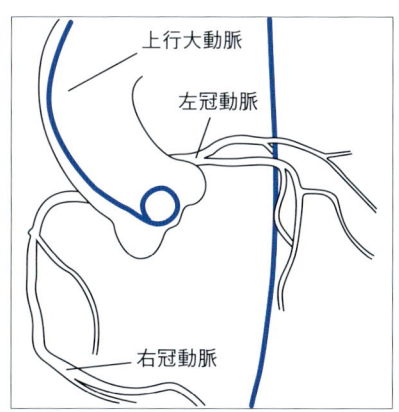

- 上行大動脈
- 左冠動脈
- 右冠動脈

図2　大動脈弁狭窄症の大動脈造影

2 大動脈弁閉鎖不全症

- 大動脈弁閉鎖不全症（AR）においても多くの情報は心エコーで得ることができます．
- ただし，僧帽弁閉鎖不全症や虚血性心疾患の合併など他の原因による**左室拡大や左室収縮性低下を伴った場合**には，大動脈弁閉鎖不全症の重症度を心エコーで正確に判断することは困難となります．
- このような場合に大動脈造影による大動脈弁閉鎖不全症の重症度評価が必要となります．

❖ 大動脈弁閉鎖不全症のSellers分類

- 大動脈弁閉鎖不全症において大動脈造影を行い逆流の程度を評価することがあります．Sellers分類が一般に用いられています（図3，4）．

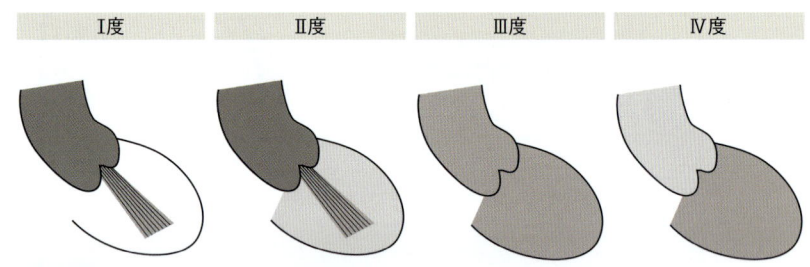

| Ⅰ度 | Ⅱ度 | Ⅲ度 | Ⅳ度 |

図3 ARのSellers分類
Ⅰ度　左室への逆流があるが左室全体が造影されない
Ⅱ度　左室全体が造影されるが大動脈よりも淡い
Ⅲ度　左室全体が造影され大動脈と同程度に造影される
Ⅳ度　左室全体が大動脈より濃く造影される

左心機能を評価する 第7章

A）Sellers分類Ⅱ度の大動脈造影（RAO 30°）

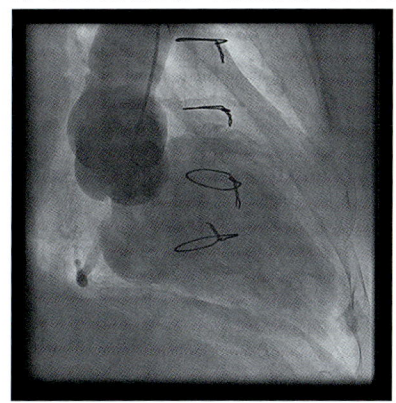

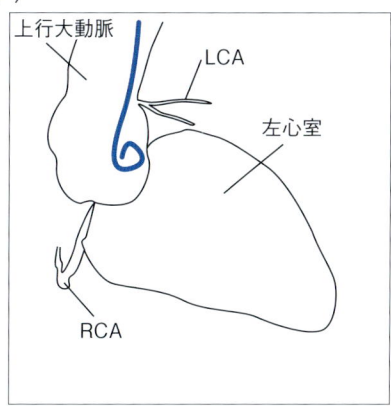

B）Sellers分類Ⅱ度の大動脈造影（LAO 60°）

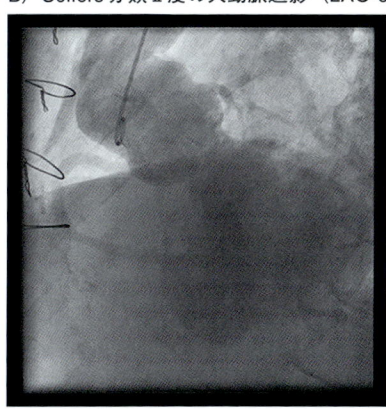

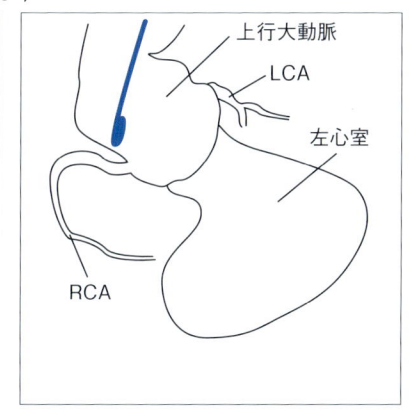

図4　大動脈弁閉鎖不全症の大動脈造影

SellersⅡ度の大動脈閉鎖不全症の症例の大動脈造影画像．A）はRAO 30°，B）はLAO 30°からの造影．上行大動脈の基部が拡大し，瘤化していることがわかる．このため大動脈弁の弁輪が拡大し大動脈弁閉鎖不全を起こしていることが推察される．

第7章　左心機能を評価する

4 僧帽弁疾患

▶ Movie

- 僧帽弁疾患は，**僧帽弁狭窄症**と**僧帽弁閉鎖不全症**に代表されます．
- 僧帽弁狭窄症では経胸壁および経食道心エコー図による診断が主となりますが，交連切開術や弁置換術などの外科的手術，または経皮経静脈的僧帽弁交連切開術（PTMC）などの適応を検討する場合にはカテーテル検査の適応となります．
- 僧帽弁閉鎖不全症においても，経胸壁および経食道心エコー図による手術適応の決定が主となっており，カテーテル検査は主に術前のリスク評価に用いられています．

1 僧帽弁狭窄症

- 僧帽弁狭窄症（図1）においては造影所見の読影よりも，**右心カテーテル検査の結果と左心室の圧所見をもとに重症度の判断を行うことが中心**となります．

❖ 左室-左房拡張末期圧の同時圧記録

- 左房拡張末期圧は肺動脈楔入圧で代用します．

One-point Advice　心カテ時の負荷検査を積極的に行いましょう

僧帽弁狭窄症は労作時の息切れを主体とする疾患で，安静時には無症状の場合が多いものです．安静時の圧データでは正常に近い場合も多くあります．

そこで，ハンドグリップによる運動負荷や下肢挙上による前負荷の増加，ペーシング負荷などの負荷検査を積極的に行うことによって診断の精度が向上します．症状は労作時にあるわけですから，この症状が生じる状態での検査所見を得ることが大切なわけです．

また，僧帽弁狭窄症で，左室-左房拡張末期圧の圧較差＜5mmHgの場合には，弁口面積が不正確で負荷検査が大切になります．運動時に肺動脈圧が60mmHg以上，左房-左室平均圧較差が15mmHg以上，肺動脈楔入圧が25mmHg以上と上昇を認める場合には，有意な僧帽弁狭窄症が存在していると判断し治療を検討すべきとされます．

❖ 心拍数，拡張期充満時間および心拍出量の計測

- 心拍出量の計測にはFick法もしくは熱希釈法を用います．ただし，僧帽弁狭窄症には**三尖弁閉鎖不全症を合併**していることが多いことを念頭におきましょう．三尖弁閉鎖不全症では熱希釈法による心拍出量測定が正確に行えない場合があります．

❖ 弁口面積および肺血管抵抗の算出

- Gorlinの式を用いて計測します．

《Gorlinの式》

僧帽弁口面積（cm^2）

$$= \frac{心拍出量(mL／分)／(拡張期流入時間(秒／拍) \times 心拍数)}{38 \times \sqrt{左房—左室拡張期平均圧較差(mmHg)}}$$

2 僧帽弁閉鎖不全症

- **僧帽弁複合体**（mitral complex）は，前尖・後尖の2尖，2つの乳頭筋および腱索そして弁輪から構成されています（図2）．僧帽弁閉鎖不全症はこれらのどの部位に異常があっても出現します．
- リウマチ熱や感染性心内膜炎による弁自体の破壊や変性，弁尖や腱索の粘液腫様変化，心筋梗塞に伴う乳頭筋機能不全，左室拡張による弁輪拡大などが主たる原因となるといわれます．

3 僧帽弁逆流

- 僧帽弁閉鎖不全症において左心室造影を行い逆流の程度を評価することがあります．Sellers分類が一般に用いられています（図3）．
- 左房拡大が著明な場合は，逆流した造影剤が薄まり左房が十分に造影されず，逆流の程度を過小評価する場合があるので注意が必要です．

図1 僧帽弁狭窄症

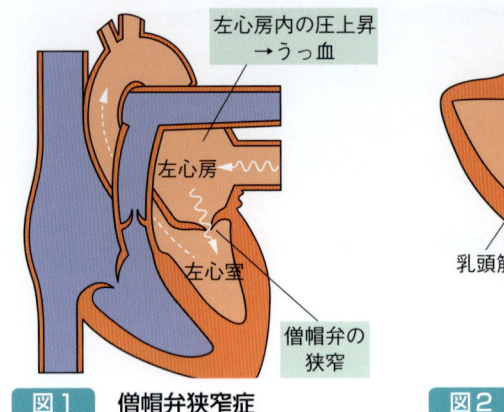

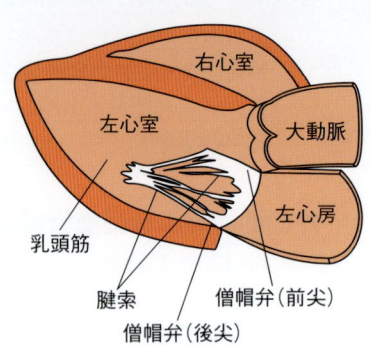

図2 僧帽弁の構造

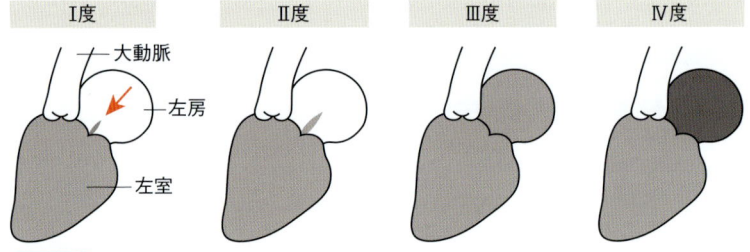

図3 僧帽弁逆流の重症度分類（Sellers分類）

Ⅰ度：左房内にわずかなジェット状の逆流（→）が認められるがただちに消退する
Ⅱ度：逆流ジェットが認められ，左房が中等度に造影されるがすみやかに消退する
Ⅲ度：左房が左室・大動脈と同程度に造影され徐々に消退する．ジェットは認めない
Ⅳ度：左房が左室・大静脈よりも濃く造影され，撮影中濃く染まっている

第7章　左心機能を評価する　▶ Movie

5 心筋疾患（サルコイドーシス，アミロイドーシス）

- 特殊な心筋疾患として心臓サルコイドーシスや心臓アミロイドーシスがあります．
- 狭心症や心筋梗塞に代表される虚血性心疾患は頻度も高く重要な疾患です．しかし，心機能が低下している患者のなかには，弁膜症もなく冠動脈に狭窄もない場合も少なくはありません．こういった頻度も高く診断を下すことが比較的容易な疾患だけではなく，稀な疾患の診断を確実につけることは大切です．
- 心筋疾患には拡張型心筋症や肥大型心筋症もありますが，心臓サルコイドーシスや心臓アミロイドーシスは忘れてはならない疾患です．

1 心臓サルコイドーシス

- **サルコイドーシス**は，全身のいろいろな臓器に**肉芽腫**という炎症性の病変が生じて障害を起こす疾患です．肺や眼に障害が起きることが代表的ですが，全身性の疾患で心臓に肉芽腫ができて心臓の働きを障害する場合に心臓サルコイドーシスとよびます．
- 肉芽腫を構成するサルコイド結節が心筋組織を蝕んでいくことで，心不全・不整脈をきたすのです．**心室中隔基部が好発部位**で，**局所的な壁運動異常や駆出率低下**が認められます．

❖ 心臓サルコイドーシスの左心室造影（図1）

- 局所的な壁運動異常や駆出率低下を反映して左心室の壁運動がいびつになります．
- 壁運動異常をきたした部位の心室壁は菲薄化しているといわれます．普通は左心室をRAO 30°から観察するとラグビーボール型をしていますが（**第7章-1参照**），形状がゆがみ，菲薄化した部分が心室腔に突出したように見えることから，極端な場合には「ジャガイモ」のようなガタガタした形状になります．
- **壁運動低下に加えて房室ブロックなどの刺激伝導障害を伴う場合**には心臓サルコイドーシスを鑑別診断にあげるようにしましょう．

2 心臓アミロイドーシス

- **アミロイド**とよばれる正常の体内には存在しない異常な蛋白が臓器に沈着して障害を及ぼす病態を**アミロイドーシス**といいます．そのなかでも，アミロイドが心臓の心筋や刺激伝導系を中心に沈着する病態が心臓アミロイドーシスです．
- 診断の確定には，**心臓カテーテル検査**を行い，その際**心筋生検**を行い組織へのアミロイド沈着を証明することでなされます．

❖ 心臓アミロイドーシスの左心室造影

- **壁運動の低下**が認められます．左心室造影のみから心臓アミロイドーシスの診断は困難ですが，アミロイドの沈着を反映して**壁厚の著しい肥厚**が認められます．心エコーで最も明らかになります．
- 一方で**心電図では低電位が認められる**という所見の乖離が特徴的です．
- 左心室造影では，壁運動の低下が収縮能の低下だけでなく緩慢な拡張として認識される場合もあります．

A) 心臓サルコイドーシス症例の左室造影（RAO 30°）

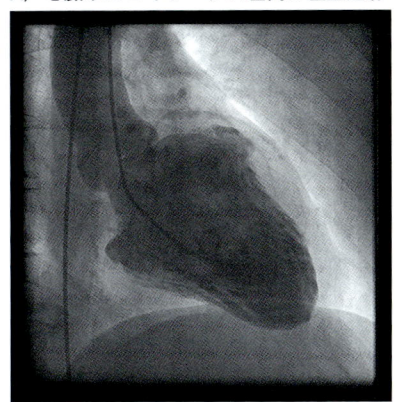

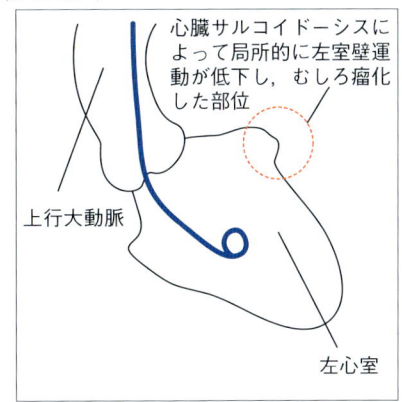

B) 心臓サルコイドーシス症例の左室造影（LAO 30°）

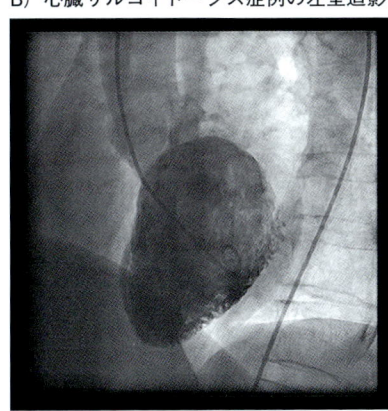

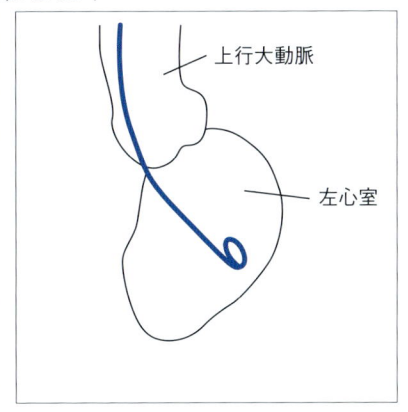

図1　心臓サルコイドーシス

心臓サルコイドーシスでは，サルコイド結節が心筋組織を蝕んでいくことで，心不全・不整脈をきたす．
心臓サルコイドーシス症例の左心室造影のRAO 30°（A）とLAO 30°（B）の画像．
局所的に壁運動が低下し，同部位の心室壁が菲薄化する．心臓サルコイドーシスでは心臓MRIが診断能が高いとされる．

索引 Index

記号・数字

4PD	29
4PL	29

欧文

A〜C

ACC/AHAの形態分類法	76
ACh負荷試験	98
ACS（acute coronary syndrome）	104
Acute gain	71
AHA（American Heart Association）	14
AHA分類	14
AM	29
Area-Length法	134
Bland-White-Garland症候群	129
Blush score	76, 82
CABG（coronary artery bypass grafting）	43
CB	29
C.I.	136
C.O.	136

D〜G

DAPT	112
DES	110
EF	136
epicardial channel	89
ER負荷試験	98
FFR	102
GEA	45

I〜M

IMT	117
intravascular ultrasound	117
IVUS	102, 117
jeopardized collateral	97
Kugel's artery	95
LAD	36
Late Loss	71
LCA	17
LCx	40
LITA	44
LMT	33
LVEDV	136
LVESV	136
LVG	132
Medina分類	86
Mehran分類	106
MLD（minimal lumen diameter）	71

O〜R

OCT（optical coherence tomography）	102, 119
OM	40
PSS（peri-stent contrast staining）	110
QCA	66, 68
RA	45
RCA	17, 29
RD（reference diameter）	71
Rentrop分類	88
Retrograde approach	88

RITA	44	円錐枝	29
RV	29		

S～V

Sellers 分類	144
septal channel	89
Simpson 法	134
single coronary artery	121
SN	29
stent fracture	113
SV	136
SVG	45
thrombolysis in myocardial infarction	76
TIMI grade	76
true bifurcation lesion	33, 86
Valsalva 洞	29
Vieussens's artery	95

か行

冠スパスム	98
冠スパスム誘発負荷試験	99
完全内臓逆位	131
完全閉塞	72
冠動脈起始異常	125
冠動脈ステント	66
冠動脈内皮障害	98
冠動脈肺動脈瘻	123
冠動脈バイパス手術	43
冠動脈平滑筋障害	98
冠動脈瘤	112
冠攣縮	98
急性冠症候群	66, 104
急性心筋梗塞	104
供給血管	88
狭窄度	66, 71
鏡像型右胸心	131
胸部下行大動脈瘤	138
胸部大動脈瘤	138
虚血性心疾患	104
駆出率	136
血管内視鏡	102
血管内超音波検査	117
血栓	72
限局型	99
後下行枝	29
後側壁枝	29
孤立性右胸心	131

和 文

あ行

アイバス	117
アセチルコリン負荷試験	98
アミロイド	150
アミロイドーシス	150
アメリカ心臓病協会	14
安定狭心症	104
胃大網動脈	43
一回心拍出量	136
入口部病変	72
右胸心	131
右室枝	29
鋭縁部	29
鋭角枝	29
エルゴノビン負荷試験	98
炎症性反応	110

さ行

再開通の評価	77
再狭窄	113
再狭窄病変	109
再血行再建率	109

153

再々狭窄率	109
最小血管径	71
左室拡張末期容積	136
左室収縮末期容積	136
左心室造影	132
三尖弁閉鎖不全症	147
刺激伝導障害	149
自動辺縁検出	68
シャント	129
上腸間膜動脈	138
心外膜経由	89
心筋虚血	129
心筋虚血心筋梗塞	125
心筋梗塞	129
心筋生検	150
心係数	136
心室間溝	47
心室間面	49
心室中隔経由	89
新生内膜増殖	110
心臓アミロイドーシス	150
心臓サルコイドーシス	149
真の分岐部病変	33, 86
心拍出量	136
ステント圧着不良	112
ステント血栓症	113
ステント再狭窄	106
スパスム	98
石灰化	72
石灰化病変	117, 119
線維性被膜	119
先天性冠動脈肺動脈瘻	123
僧帽弁逆流	147
僧帽弁狭窄症	146
僧帽弁疾患	146
僧帽弁複合体	147
僧帽弁閉鎖不全症	146
側副血行路	66, 88, 103

ソフトプラーク	117

た行

対角枝	36
対照血管径	71
大動脈解離	138, 140
大動脈弁狭窄症	142
大動脈弁口面積	142
大動脈弁疾患	142
大動脈弁閉鎖不全症	144
大動脈瘤	138
タイプA型病変	76
タイプB1型病変	76
タイプB2型病変	76
タイプC型病変	76
大伏在静脈	43
単冠動脈症	121
遅発性ステント血栓症	110
中隔枝	36
定量的冠動脈造影法	66, 68
洞結節枝	29
橈骨動脈	43
鈍縁枝	40

な行

内腔造影	101
内膜中膜複合体の厚さ	117
肉芽腫	149

は行

ハードプラーク	117
肺血管抵抗	147
光干渉断層法	119
微小循環の評価	82
左冠動脈	17
左冠動脈回旋枝	40
左冠動脈主幹部	33

左冠動脈前下行枝……………………… 36	分岐部病変…………………………… 72, 86
左内胸動脈……………………………… 43	ベアメタルステント…………………… 110
びまん型………………………………… 99	弁口面積………………………………… 147
病変近位部の屈曲度…………………… 72	房室間溝………………………………… 47
病変形態…………………………… 66, 72	房室間面………………………………… 49
病変枝数………………………………… 66	
病変長……………………………… 71, 72	## ま行
病変部の屈曲…………………………… 72	右冠動脈…………………………… 17, 29
不安定狭心症…………………………… 104	右内胸動脈……………………………… 43
不安定プラーク………………………… 101	ミラーイメージ………………………… 131
腹腔動脈………………………………… 138	
腹部大動脈瘤…………………………… 138	## や行
プラーク………………………………… 104	薬剤溶出性ステント…………………… 110
フリーグラフト………………………… 43	有茎グラフト…………………………… 43
フローワイヤー………………………… 102	

● 著者プロフィール

中川義久（Yoshihisa Nakagawa）
天理よろづ相談所病院循環器内科 部長

1986年	京都大学医学部 卒業
1986年	京都大学医学部附属病院
1987年	浜松労災病院内科
1990年	小倉記念病院循環器科
2004年	京都大学医学部循環器内科
2006年	天理よろづ相談所病院循環器内科 部長

専門分野：循環器内科学，虚血性心疾患，冠動脈インターベンション，医学教育
資格：総合内科専門医・循環器専門医・日本心血管インターベンション治療学会専門医

▼読者へのメッセージ

冠動脈造影を正しく読影する能力は、PCIを上手に施行する土台です。読影力を高め一人でも多くの患者さんを救うことにつなげましょう。皆さんを応援しています。がんばりましょう!!

林　秀隆（Hidetaka Hayashi）
天理よろづ相談所病院放射線部 副技師長

1965年	生まれ
1987年	行岡医学技術専門学校放射線科 卒業
1987年	公益財団法人天理よろづ相談所病院 入職
2001年	保健衛生学学士取得（大学評価・学位授与機構）
2012年	大阪大学大学院医学系研究科機能診断学講座 卒業

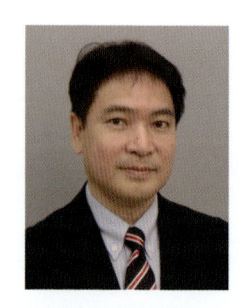

資格：診療放射線技師，保健学博士，血管撮影・インターベンション専門診療放射線技師
学会役職：日本放射線技術学会（総務委員長）

▼読者へのメッセージ

役立つメディカルスタッフを目指しませんか？検査や治療の状況を把握し、次の一手が判るスタッフになるためには、医師でなくとも読影する力を身につけるべきだと思います。この本をフルに活用して頂き心カテチームの役立つ一員になりましょう。応援しています。

そうだったのか！ 絶対読めるCAG
シェーマでわかる冠動脈造影の読み方

2016年4月15日 第1刷発行	著 者	中川義久，林 秀隆	
2023年6月30日 第5刷発行	発行人	一戸裕子	
	発行所	株式会社 羊 土 社	
		〒101-0052	
		東京都千代田区神田小川町2-5-1	
		TEL　03（5282）1211	
		FAX　03（5282）1212	
		E-mail　eigyo@yodosha.co.jp	
ⓒ YODOSHA CO., LTD. 2016		URL　www.yodosha.co.jp/	
Printed in Japan			
ISBN978-4-7581-0756-3	印刷所	株式会社加藤文明社印刷所	

本書に掲載する著作物の複製権，上映権，譲渡権，公衆送信権（送信可能化権を含む）は（株）羊土社が保有します．
本書を無断で複製する行為（コピー，スキャン，デジタルデータ化など）は，著作権法上での限られた例外（「私的使用のための複製」など）を除き禁じられています．研究活動，診療を含み業務上使用する目的で上記の行為を行うことは大学，病院，企業などにおける内部的な利用であっても，私的使用には該当せず，違法です．また私的使用のためであっても，代行業者等の第三者に依頼して上記の行為を行うことは違法となります．

JCOPY ＜（社）出版者著作権管理機構 委託出版物＞
本書の無断複写は著作権法上での例外を除き禁じられています．複写される場合は，そのつど事前に，（社）出版者著作権管理機構（TEL 03-5244-5088，FAX 03-5244-5089，e-mail：info@jcopy.or.jp）の許諾を得てください．

乱丁，落丁，印刷の不具合はお取り替えいたします．小社までご連絡ください．

羊土社のオススメ書籍

そうだったのか！絶対わかる 心エコー
見てイメージできる判読・計測・評価のコツ

岩倉克臣／著

心エコー上達の第一歩にオススメ！判読の基本から計測の進め方，疾患ごとの評価まで，必ず押さえたい知識をカラー写真と図を駆使して明快に解説！ややこしい計算や評価法もすんなり理解できる．webで動画も公開！

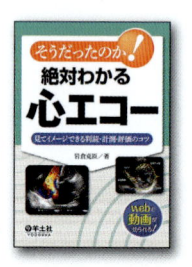

- 定価 4,400円（本体 4,000円＋税10%）　■A5判
- 171頁　■ISBN 978-4-7581-0748-8

そうだったのか！絶対読める 心電図
目でみてわかる緊急度と判読のポイント

池田隆徳／著

波形アレルギーを克服したいアナタへ！心電図の達人が波形判読のコツを明快に伝授！さらに，治療の必要性を示す緊急度，コンサルトのタイミング，疾患の発生頻度など臨床で役立つアドバイスも満載．

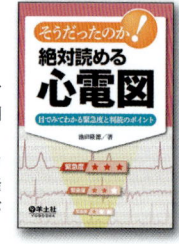

- 定価 3,520円（本体 3,200円＋税10%）　■A5判
- 125頁　■ISBN 978-4-7581-0740-2

心電図ワークアウト600
圧倒的実例で不整脈の判読をマスター

Jane Huff／著
西原崇創／監訳

わかった筈なのに現場では読めない…そんな難しさがある心電図．「どうすれば本当に読めるようになるの？」という悩みに対し「多くの波形に触れる」メソッドで学習者に信頼されてきた米国の定番書が，日本上陸です．

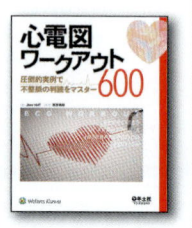

- 定価 5,500円（本体 5,000円＋税10%）　■AB判
- 326頁　■ISBN 978-4-7581-0761-7

主訴から攻める 心電図
異常波形を予測し、緊急症例の診断に迫る！

渡瀬剛人／編
EM Alliance教育班／著

どのような主訴・症状の患者さんに心電図をとるべきか？どのような所見を予測して心電図を読むのか？患者さんを前にした医師に必要な思考プロセスを解説．豊富な症例で，多様なパターンの心電図を読む力が身につく！

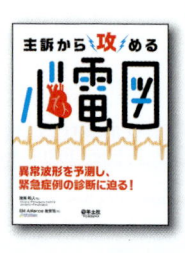

- 定価 4,180円（本体 3,800円＋税10%）　■A4変型判
- 198頁　■ISBN 978-4-7581-0755-6

発行　羊土社 YODOSHA
〒101-0052 東京都千代田区神田小川町2-5-1　TEL 03(5282)1211　FAX 03(5282)1212
E-mail：eigyo@yodosha.co.jp
URL：http://www.yodosha.co.jp/

ご注文は最寄りの書店、または小社営業部まで

プライマリケアと救急を中心とした総合誌

レジデントノート

□ 年間定期購読料(国内送料サービス)
- 通常号(月刊)：
  定価 30,360円(本体 27,600円＋税10%)
- 通常号(月刊)＋増刊：
  定価 61,380円(本体 55,800円＋税10%)

医療現場での実践に役立つ研修医のための必読誌！

レジデントノート は，研修医・指導医にもっとも読まれている研修医のための雑誌です

月刊　毎月1日発行　B5判
定価 2,530円(本体 2,300円＋税10%)

研修医指導にもご活用ください

特徴
① 医師となって最初に必要となる"基本"や"困ること"をとりあげ，ていねいに解説！
② 画像診断，手技，薬の使い方など，すぐに使える内容！日常の疑問を解決できます
③ 先輩の経験や進路選択に役立つ情報も読める！

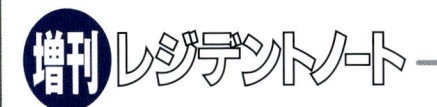

増刊 レジデントノート

増刊　年6冊発行　B5判

月刊レジデントノートの
わかりやすさで，1つのテーマを
より広く，より深く解説！

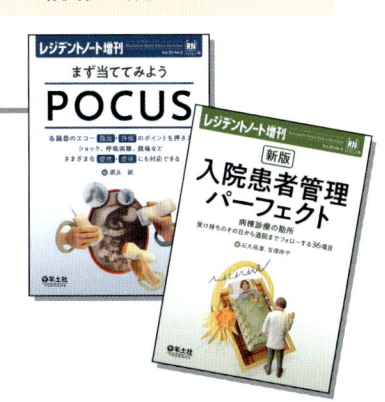

発行　**羊土社 YODOSHA**
〒101-0052 東京都千代田区神田小川町2-5-1　TEL 03(5282)1211　FAX 03(5282)1212
E-mail：eigyo@yodosha.co.jp
URL：www.yodosha.co.jp/

ご注文は最寄りの書店，または小社営業部まで

羊土社のオススメ書籍

確実に身につく 心臓カテーテル検査の基本とコツ 第3版

冠動脈造影所見＋シェーマで、血管の走行と病変が読める！

中川義久／編

穿刺部位・デバイスの選び方、カテ操作の基本手技、病変の評価法まで丁寧に解説．さらにシェーマ付きで冠動脈造影の読影にも自信がつく！改訂に伴い冠微小循環の項目を追加．初学者におすすめの定番書！

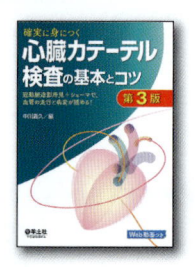

- 定価 8,580円（本体 7,800円＋税10%）
- B5判
- 363頁
- ISBN 978-4-7581-1300-7

確実に身につく PCIの基本とコツ 第3版

カラー写真と動画でわかるデバイスの選択・基本手技と施行困難例へのテクニック

南都伸介，中村 茂／編

PCIの入門・実践マニュアルの定番書を全面的にブラッシュアップ！最新のデバイスや手技に対応，紙面のオールカラー化，Web動画の追加，といった大幅改訂でよりわかりやすく！初心者も経験者も必携の一冊です．

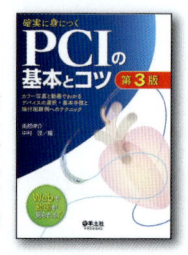

- 定価 9,680円（本体 8,800円＋税10%）
- B5判
- 366頁
- ISBN 978-4-7581-0758-7

格段にうまくいく カテーテルアブレーションの基本とコツ

エキスパートが教える安全・確実な手技と合併症対策

高橋 淳／編

安全かつ迅速な手技の習得に最適な入門＆実践マニュアル！カテーテル操作のコツや、合併症の予防法・手技中のトラブル対策を豊富なカラー写真とともに簡潔に解説．エキスパートが教える上達のコツが満載！

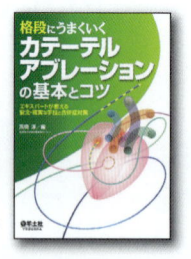

- 定価 8,690円（本体 7,900円＋税10%）
- B5判
- 362頁
- ISBN 978-4-7581-0753-2

改訂版 格段にうまくいく EVTの基本とコツ

症例でわかるデバイスの選択・操作とトラブルシューティング

横井宏佳／編

好評の入門書が、新たなデバイスや画像診断法を追加して改訂！実践に役立つ症例提示や、ワイヤー通過困難・穿孔などに対するトラブルシューティングも充実．初学者にも熟練者にもオススメの1冊！web動画付き

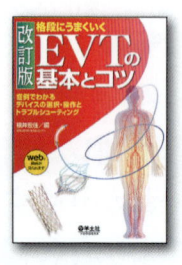

- 定価 9,350円（本体 8,500円＋税10%）
- B5判
- 351頁
- ISBN 978-4-7581-0754-9

発行 羊土社 YODOSHA　〒101-0052 東京都千代田区神田小川町2-5-1　TEL 03(5282)1211　FAX 03(5282)1212
E-mail：eigyo@yodosha.co.jp
URL：http://www.yodosha.co.jp/

ご注文は最寄りの書店、または小社営業部まで